DIE GUTE LAUNE DIÄT

■ 4 neue Wochenpläne
für noch mehr Gute Laune

Dr. med. Thomas Ellrott
und Birgit Ellrott

DIE GUTE LAUNE DIÄT

4 neue Wochenpläne
für noch mehr Gute Laune

UMSCHAU

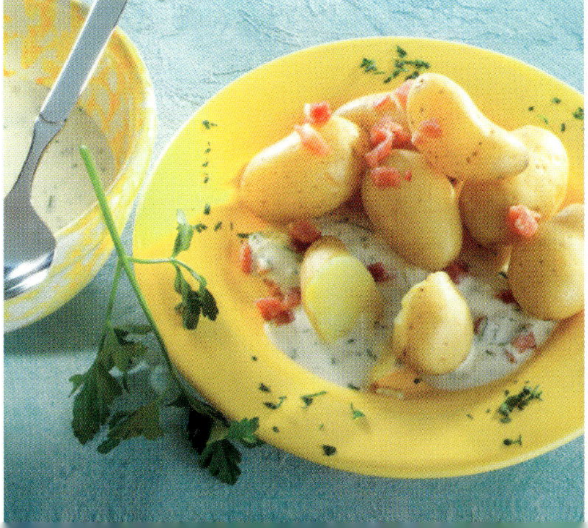

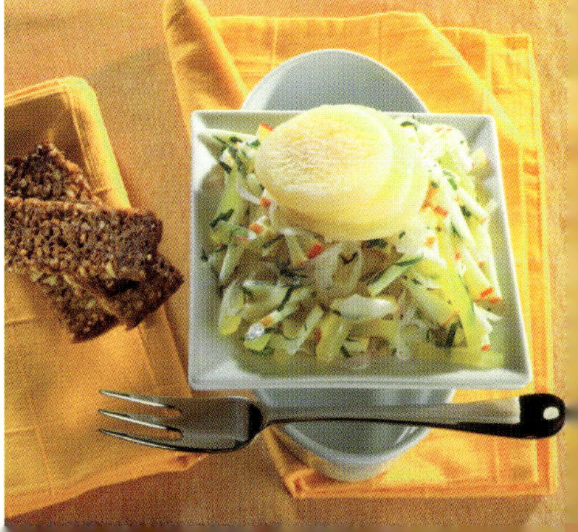

Inhalt

Einführung

Willkommen zu den neuen Rezepten der Gute-Laune-Diät!

Die BILD-Zeitung bezeichnete die *Gute-Laune-Diät* jüngst auf Ihrer Titelseite als „Die klügste Diät der Welt". Nicht zu unrecht, denn *die Gute-Laune-Diät* ist ein attraktiver und wissenschaftlich überprüfter Ansatz für gut 10 Pfund weniger auf der Waage und erwiesenermaßen verbesserte Stimmung und Wohlbefinden. Die wissenschaftliche Studie an der Universität Göttingen hat gezeigt, dass die *Gute-Laune-Diät* auch praktisch „jojofrei" ist: 92 % aller Teilnehmer lagen ein halbes Jahr nach Ende der *Guten-Laune-Diät* im Schnitt noch immer gut 10 Pfund unter ihrem alten Gewicht.

Das Erfolgsrezept ist ein 2-Phasen-Konzept. In Phase 1 (4 Wochen) steht die schnelle Gewichtsabnahme mit Hilfe von ausgeklügelten Rezepten im Vordergrund. In der sich anschließenden Phase 2 (4 Wochen) folgt ein spezielles Programm mit Tipps und Tricks zum Gewichthalten. Hier erfahren die Teilnehmer, mit welchen Strategien langfristig erfolgreiche Abnehmer ihr Gewicht halten und wie diese Strategien in den eigenen Alltag zu übertragen sind.

Sehr viele Teilnehmer der *Guten-Laune-Diät* waren von den anfänglichen Plänen über 4 Wochen begeistert: lecker, schnell zuzubereiten, preisgünstig und immer mal wieder etwas Süßes zum Genießen (und trotzdem 4,4 kg runter!). Per Post oder über die Internetseite www.gute-laune-diaet.de wurden immer wieder Wünsche nach weiteren Rezepten à la *Gute-Laune-Diät* übermittelt. Das Ergebnis halten Sie in den Händen: Neue Rezepte für 4 Wochen.

Nun haben Sie zwei Möglichkeiten:

1. Sie ersetzen die Wochenpläne aus dem Buch *Die Gute-Laune-Diät* einfach durch die neuen Wochenpläne. Das Programm zum Gewichthalten in Phase 2 bleibt unverändert. So haben Sie ein 8-Wochen-Programm mit brandneuen Rezepten.
2. Sie nehmen die neuen Wochenpläne ZUSÄTZLICH, um Phase 1 der *Gute-Laune-Diät* von 4 auf 8 Wochen auszudehnen. Auch hier bleibt das Programm zum Gewichthalten in Phase 2 unverändert. So ergibt sich ein 12-Wochen-Programm mit neuen und bewährten Rezepten und viel Abwechslung.

Bei Ausdehnung von Phase 1 auf 8 Wochen ist eine größere Gewichtsabnahme zu erwarten, als die Studie mit der vierwöchigen

Phase 1 gezeigt hat. Die mittlere Gewichtsabnahme der Studienteilnehmer lag bei 4,4 kg. Verdoppelt man nun den Zeitraum auf 8 Wochen, kann man mit einer Gesamtgewichtsabnahme von 7–8 kg rechnen. Erfahrungsgemäß verläuft der Abnahmeprozess im zweiten Monat etwas langsamer. Die 4-wöchige Phase 2 dürfte wie in der Studie (– 0,8 kg) ein knappes weiteres Kilo auf der Waage bringen. Summa summarum sind also 8–9 kg realistisch.

Eine dritte Möglichkeit kommt für all diejenigen in Frage, die bereits mit der *Guten-Laune-Diät* erfolgreich abgenommen haben. Nehmen Sie die vielen neuen Rezeptideen auf und kochen, braten, backen Sie regelmäßig à la *Gute-Laune-Diät*, um auf lange Sicht das Gewicht zu halten.

Starten Sie jetzt mit Ihrer *Guten-Laune-Diät*. Prüfen Sie zunächst anhand der Vorratsliste, ob Sie bereits alles im Haus haben. Kaufen Sie alle Lebensmittel, die noch fehlen, und alle Lebensmittel auf der Einkaufsliste für Woche 1 frisch ein und schon kann es losgehen. Wenn Sie möchten, können Sie die Rezepte der einzelnen Tage auch gern gegeneinander austauschen. Die Nährwertangaben für alle Hauptmahlzeiten und Snacks helfen dabei.

Suchen Sie sich einen passenden Starttag aus und los geht's.

In Woche 2–4 geht es genau so weiter: Mit der jeweiligen Einkaufsliste der Woche vor Wochenbeginn einkaufen gehen und dann eine Woche lang nach den Plänen kochen und essen, ohne auf Süßes zu verzichten.

Nach Woche 4 (oder Woche 8, siehe 2. Möglichkeit) beginnt der zweite Teil der *Guten-Laune-Diät*, bei dem das Halten des Gewichts im Vordergrund steht. Diesen Teil (Phase 2) finden Sie in unserem Hauptbuch *„Die Gute-Laune-Diät“*, das ebenfalls im Neuen Umschau Buchverlag erschienen ist. Das erste Kapitel heißt: *Gewichthalten – die Erfahrungen der Erfolgreichen nutzen*. Basierend auf diesen Forschungsergebnissen trainieren Sie anschließend 4 Wochen ausgiebig selbst, wie Sie Ihr Gewicht halten können.

Viel Spaß und viel Erfolg beim Einkaufen, Kochen, Essen, Abnehmen und Gewichthalten à la *Gute-Laune-Diät* wünschen Ihnen Ihre

Dr. med. Thomas Ellrott

Birgit Ellrott

Tipps für den ersten Einkauf

Bevor Sie mit Ihrer Vorrats- und Einkaufsliste (Woche 1) das erste Mal Einkaufen gehen, haben wir Ihnen einige generelle Tipps und Infos zu den Mengenangaben und Rezepten zusammengestellt.

Mengenangaben

1 Tasse = 125 ml
1 Becher = 250 ml
1 Glas = 250 ml

Abkürzungen/Erläuterungen

TK = Tiefkühlkost
TL = Teelöffel
EL = Esslöffel
1,5 % Fett = Fettgehalt pro 100 g (1,5 g Fett absolut)
30 % Fett i.Tr. = 30 % Fett in Trockenmasse

Einkaufen

Die Rezepte sind so erstellt, dass alle Lebensmittel in einem normalen Supermarkt einzukaufen sein sollten. Exotische Zutaten gibt es nicht.

Kräuter, Gemüse und Obst

Kräuter und Gemüse können Sie frisch oder als Tiefkühlware (TK) einkaufen. Oft verwendete Kräuter lassen sich auch hervorragend in einem Mini-Kräutergarten auf der Fensterbank ziehen.

Generell ist es möglich, andere Gemüse, Obst- und Kräuterarten als in den Rezepten vorgegeben individuell nach dem eigenen Geschmack auszuwählen. Z.B. können Sie Erdbeeren gegen Johannisbeeren oder ein anderes Beerenobst austauschen. Ein solcher Austausch ist gar erforderlich, wenn Sie die Gute-Laune-Diät zu einer Zeit starten, in der keine Saison für eine bestimmte im Rezept angegebene Obst- oder Gemüsesorte ist.
Statt 1 Birne oder 1 Apfel können Sie z.B. wählen:

- 250 g Brombeeren
- 250 g Erdbeeren
- 200 g Himbeeren
- 170 g Heidelbeeren
- 140 g weiße oder schwarze Johannisbeeren
- 170 g rote Johannisbeeren,
- 120 g Mirabellen, 150 g Pflaumen
- 125 g Süß- oder Sauerkirschen
- 170 g Stachelbeeren oder
- 180 g Zwetschgen.

Getränke

Über den Tag verteilt sollten Sie mindestens 1 1/2 Liter kalorienfreie Getränke trinken. Zu den kalorienfreien Getränken zählen: Mineralwasser (am besten eine Calcium-reiche Sorte), Mineralwasser mit Aroma (z.B. Zitrone), Schwarzer Tee, Grüner Tee, Rooibush (Rotbusch) Tee und Kaffee. Kaffee- und Teetrinker wählen zum Verfeinern am besten Milch mit 1,5 % Fett oder Kondensmilch mit 4 % Fett.

Käse

Verwenden Sie bitte Käsesorten mit einem Fettgehalt von max. 30 % Fett i.Tr., das entspricht einem absoluten Fettgehalt von ca. 15–18 g Fett in 100 g Käse. Solche Käse gibt es als Edamer, Gouda, Emmentaler, Camembert, Limburger, Romadur ... Fragen Sie doch am besten den/die Verkäufer/in an der Käsetheke Ihres Supermarktes nach diesen Käsesorten.

Brot

Befindet sich gerade kein Bäcker direkt um die Ecke, sollten Sie Brot und Brötchen vorrätig einkaufen und einfrieren. Bei Bedarf tauen Sie Brot oder Brötchen auf dem Toaster (kleine Mengen) oder im Backofen (größere Mengen) auf. Schneiden Sie dafür das Brot in Scheiben, um es besser portionieren zu können. Falls sich ein Bäcker in Ihrer Nähe befindet, können Sie Brot und Brötchen auch jeweils frisch einkaufen.

Salatdressing

Bitte verwenden Sie, wie in den Rezepten vorgegeben, Salatdressings ohne Öl und Sahne. Verschiedene Hersteller bieten auch Dressings zum Anrühren mit Wasser oder Fertigdressings ohne Öl in Flaschen an.

Müsli

Statt 30 Knuspermüsli können Sie wählen:

30 g Cornflakes + 1 TL Zucker
30 g Haferflocken + 1 TL Zucker
35 g Cornflakes geröstet mit Honig
35 g gepufftes süßes Getreide

Milchprodukte

Statt 100 ml Dickmilch 1,5 % Fett oder 100 ml Milch 1,5 % Fett wählen Sie:

50 g Magerquark + 2 EL Milch 1,5 % Fett
100 g Naturjoghurt 1,5 % Fett
60 g Früchtejoghurt 1,5 % Fett
60 g Dickmilch mit Frucht 1,5 % Fett

Süßer Aufstrich

Statt Honig oder anderen süßen Aufstrich wählen Sie die gleiche Menge:

Apfelkraut
Birnenkraut
Konfitüre
Marmelade
Gelee
Zuckerrübensirup

Wurst-Aufschnitt

Statt 30 g gekochten Schinken wählen Sie die gleiche Menge: (2 g Fett pro 30 g)

Bratenaufschnitt
Putenbrustaufschnitt
Hähnchenbrustaufschnitt
Aufschnitt in Aspik
Kasseler Aufschnitt
Lachsschinken
Schinken ohne Fettrand
Corned Beef
Truthahnbrustaufschnitt

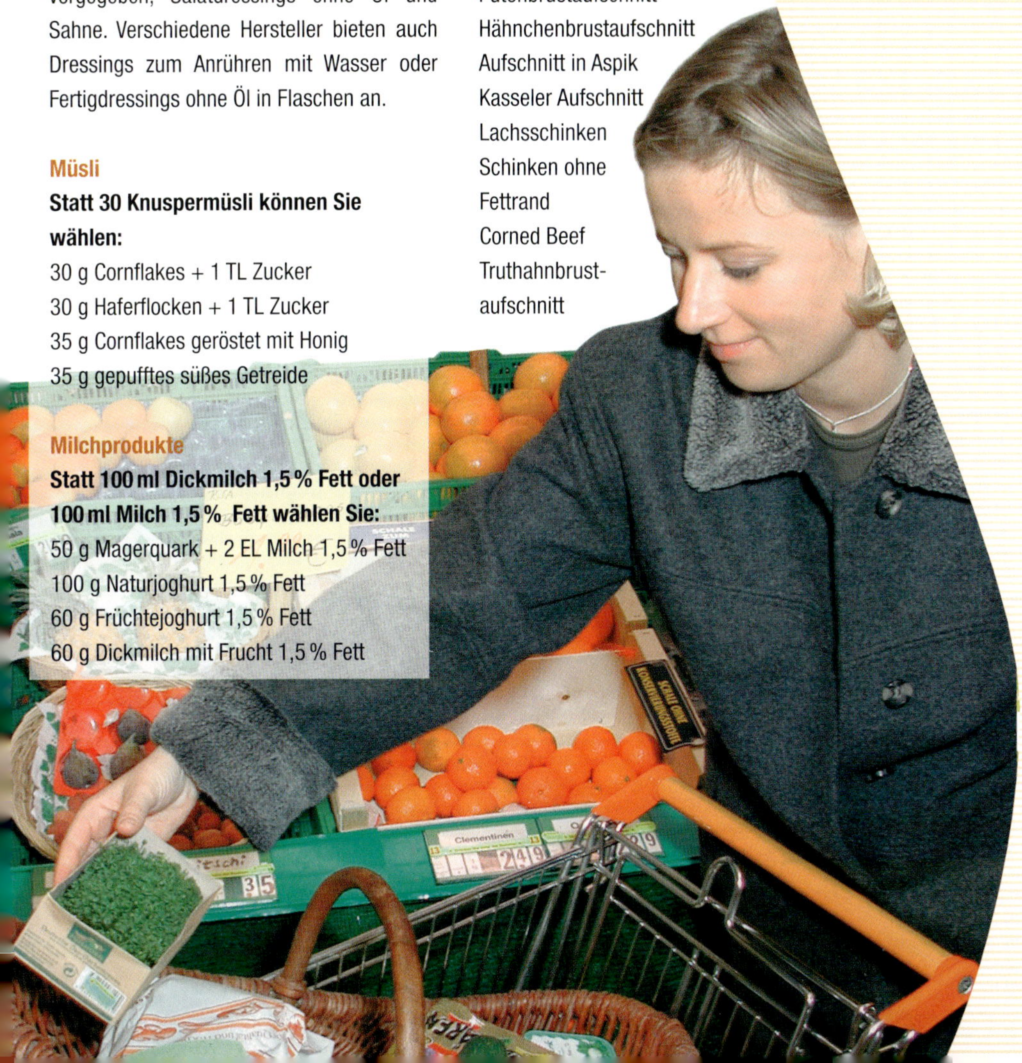

Ihre Vorratsliste für die Wochen 1 bis 4

Das sollten Sie vorrätig haben:
(wird auch in den Folgewochen benötigt)

Gewürze, Würzmischungen, Fette

- *Backpulver*
- *Cayennepfeffer/Chilipulver*
- *Currypulver*
- *Gemüsebrühe, gekörnt*
- *Halbfett-Butter oder Halbfett-Margarine*
- *Jodsalz*
- *Ketchup*
- *Kräuteressig*
- *Kräuter der Provence*
- *Kräutersalz*
- *Knoblauch, frisch*
- *Kümmel*
- *Lorbeerblatt*
- *Meerrettich, frisch oder im Glas*
- *Muskatnuss*
- *Nelken*
- *Oregano*
- *Paprika edelsüß*
- *Pfeffer, frisch gemahlen*
- *Rapsöl oder Sonnenblumenöl*
- *Rinderbrühe*
- *Rosenpaprika*
- *Senf nach Geschmack*
- *Sesamöl*
- *Vanillezucker*
- *Thymian, frisch oder getrocknet*
- *Zitronensaft*
- *Zitronenschale*
- *Zimt*
- *Zucker*

Verschiedenes

- *Schalotten, 5 Stück*
- *Zwiebeln, 14 Stück*
- *Mehl*
- *Honig nach Geschmack*
- *Gelee nach Geschmack*
- *Konfitüre nach Geschmack oder Marmelade nach Geschmack*
- *Kürbiskerne oder Sonnenblumenkerne oder Mandeln, 1 kleine Tüte*
- *Zuckerrübensirup oder Apfelkraut oder Birnenkraut*
- *Fruchtsoße nach Geschmack*
- *Schokoladensoße ohne Fett*
- *Grieß*

Kräuter, Tiefkühl (TK)-Gemüse, Konserven

- *Basilikum, frisch*
- *Dill frisch oder TK*

- Schnittlauch frisch oder TK
- Petersilie frisch oder TK
- Schnittlauch frisch oder TK
- Kräuter nach Wahl frisch, 1 Bund
- Salbei frisch, einige Blätter
- Dill-Kräuter-Mischung für Salat,
- Zwiebel Mischung TK, 1 Päckchen
- Salatkräuter nach Geschmack
- Salatkräuter Tomate-Zwiebel
- Gemüsemischung TK, 600 g
- Honiggurken, 1 Glas
- Kartoffelspalten TK, 500 g
- Kartoffelpüree 1 Fertigpackung à 3 Portionen
- Rahm-Spinat TK, 500 g
- Baked Beans (Bohnen in Tomatensoße) 1 Dose à 400 g
- Fertigsoße Tomate mit Kräutern, 1 Packung à 370 g
- Apfelmus 250 g
- passierte Tomaten, 1 Dose (Abtropfgewicht 750 g)
- passierte Tomaten, 1 Dose (Abtropfgewicht 240 g)
- Mais, 1 Dose (Abtropfgewicht 220 g)
- Gewürzgurken, 1 Glas (ca. 300 g)
- Bohnen, 1 Dose à 400 g
- Kidneybohnen, 1 Dose à 400 g
- Thunfischsalat mexikanisch oder texanisch, 1 Dose à 150 g
- Obstmischung TK, 150 g oder frisches Obst nach Wahl

Müsli und Beilagen

- Knuspermüsli (max. 14% Fett)
- Kartoffeln frisch, 2,5 kg
- Nudeln (Farfalle, Spirelli, etc.) 500 g
- Kartoffelknödel, Fertigpackung (6er)
- Haferflocken, 1 Packung Vollkorn oder Zarte Flocken
- Cornflakes süß geröstet, 1 kleine Packung oder gepufftes Getreide
- Kartoffelpüree, 1 Fertigpackung à 3 Portionen
- Grüne Bandnudeln, 500 g
- Naturreis, 50 g
- Milchreis, 100 g

Getränke

- Früchtetee, Kräutertee, Grüner Tee, Rooibush Tee (Rotbusch)
- Mineralwasser, calciumreich
- Schwarzer Tee, Kaffee

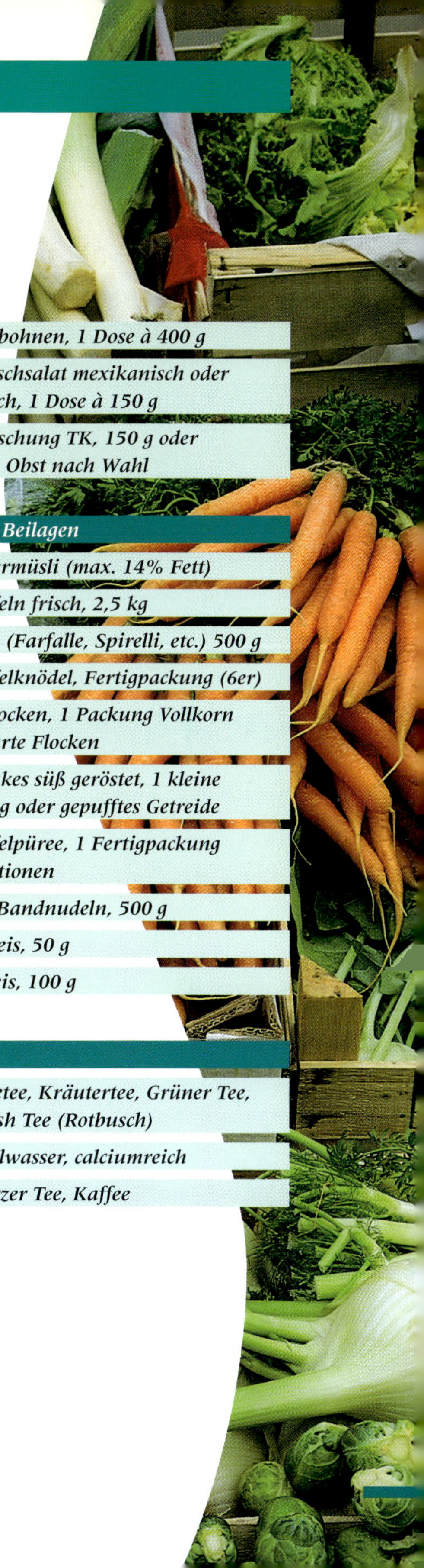

Ihre Einkaufsliste für Woche 1

Das müssen Sie frisch einkaufen:

Brot, Brötchen, Gebäck, Süßes (Reste einfrieren und bei Bearf auftau)

- *Grau- oder Vollkorn- oder Mehrkornbrot, 4 Scheiben*
- *Toast- oder Vollkorntoast, 1 kleine Packung*
- *Vollkorn- oder Mehrkornbrötchen, 3 Stück*
- *Knäckebrot, 1 Packung nach Geschmack*
- *Rosinenbrötchen, 1 Stück*
- *Butterkekse 12 % Fett, 75 g*
- *Schokolade (30 g), 3 Stück z.B. Überraschungsei, Duplo, Hanuta, Twix, Milky-Way, oder Kinderriegel, 40 g Schokolinsen oder Smarties, 1 Stück Yes-Törtchen oder 2 Schokoküsse*
- *Milchreis 2,5 % Fett, 1 Becher nach Geschmack*
- *Baiser, Marshmallows oder Buchstabenkekse, 1 Tüte (100 g)*

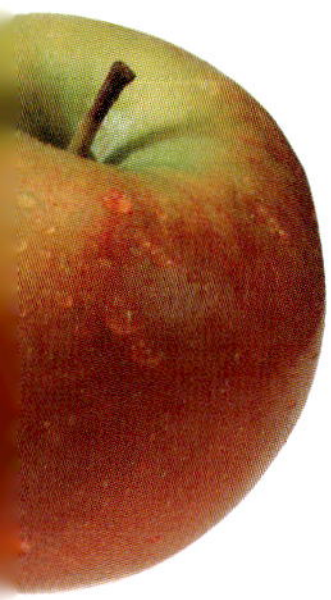

Milch- und Milchprodukte, Käse

- *Milch (1,5 % Fett), 1/2 Liter*
- *Dickmilch (1,5 % Fett), 300 ml*
- *Saure Sahne (10 % Fett), 1 Becher*
- *Naturjoghurt (1,5 % Fett), 2 Becher*
- *Frischkäse max. 6 % Fett, 1 Packung*
- *Harzer Käse, 100 g*
- *Schmelzkäse max. 30 % Fett i.Tr., 1 Ecke (30 g)*
- *Käse (30 % Fett i. Tr.), 30 g*
- *Magerquark, 1 Packung*

Obst und Gemüse

- *Aprikosen, 200 g*
- *Apfel, 5 Stück*
- *Birne, 2 Stück*
- *Champignons, frisch oder TK 200 g*
- *Cocktailtomaten, 100 g*
- *Eisbergsalat, 1 Kopf*
- *Himbeeren frisch oder TK, 450 g*
- *Kohlrabi, 1 Stück*
- *Möhren, 6 Stück*
- *Porree, 2 Stangen*
- *Rettich, 1 Stück*
- *Salatgurke, 1 Stück*
- *Tomaten, 1 Stück*

Fleisch, Fisch, Eier

- *Hühnerei, 2 Stück*
- *Hähnchenbrustfilet frisch oder TK, 100 g*
- *Schweinefilet, 125 g*
- *Gekochter Schinken, 2 Scheiben (30 g)*
- *Schinken, roh ohne Fettrand, 60 g*

Getränke

- *Fruchtsaft nach Geschmack, 1/2 Liter*

Frühstück |
Knuspermüsli mit Aprikosen

Zutaten:
30 g Knuspermüsli (3 EL)
100 ml Dickmilch 1,5 % Fett
200 g Aprikosen

So wird's gemacht

Aprikosen waschen, Kern entfernen und klein schneiden. Mit den übrigen Zutaten vermengen.

Tipp

- Aprikosen können Sie durch anderes Obst austauschen: Z.B. 1 Apfel, 1 Birne, 250 g Brombeeren, 250 g Erdbeeren, 200 g Himbeeren, 170 g Heidelbeeren, 140 g weiße oder schwarze Johannisbeeren, 170 g rote Johannisbeeren, 120 g Mirabellen, 150 g Pflaumen, 125 g Süß- oder Sauerkirschen, 170 g Stachelbeeren oder 180 g Zwetschgen.

Snack 1

Zutaten:
1 Tasse Kaffee oder Tee
1 EL Milch 1,5 % Fett
5 Butterkekse (25 g)

1. TAG

Abendessen |
Harzer Käse mit Apfel-Zwiebel-Salat

Zutaten:
1 Stück Harzer Käse (50 g)
1 Schalotte
1 kleiner Apfel
30 g Honiggurke
1 EL Kräuteressig
Prise Zucker
1 TL Rapsöl
etwas frische Petersilie
1 Scheibe Vollkornbrot

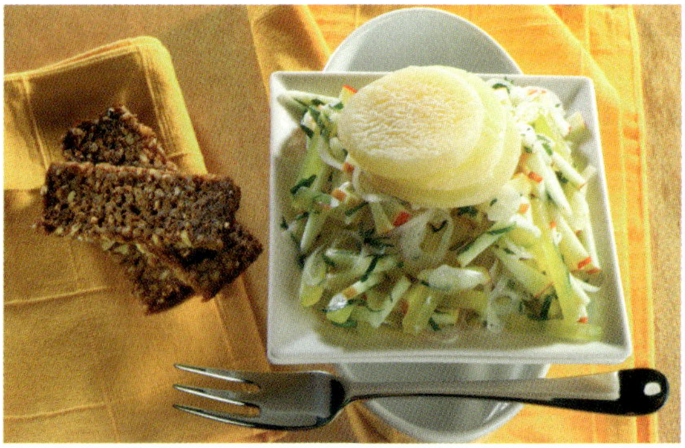

So wird's gemacht

1. *Harzer Käse in Scheiben schneiden. Schalotte schälen, in dünne Ringe schneiden.*
2. *Apfel waschen, nach Bedarf schälen und in Stifte schneiden. Honiggurke in Stifte schneiden.*
3. *Kräuteressig, Prise Zucker und Rapsöl mischen, mit den Zutaten vermengen.*
4. *Petersilie waschen, klein schneiden und über den Salat streuen.*
5. *Dazu gibt es Vollkornbrot.*

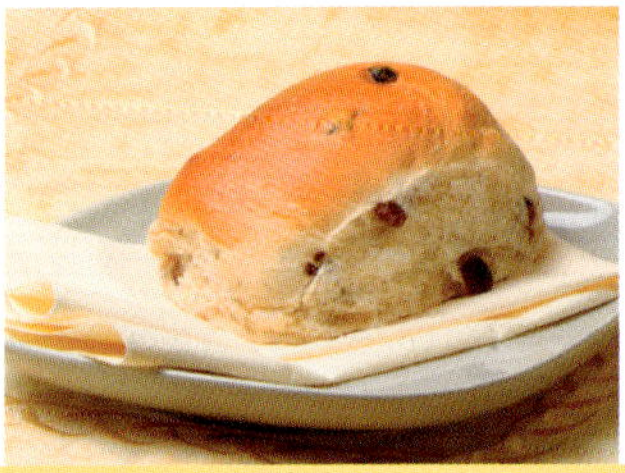

- 1 Rosinenbrötchen

Snack 2

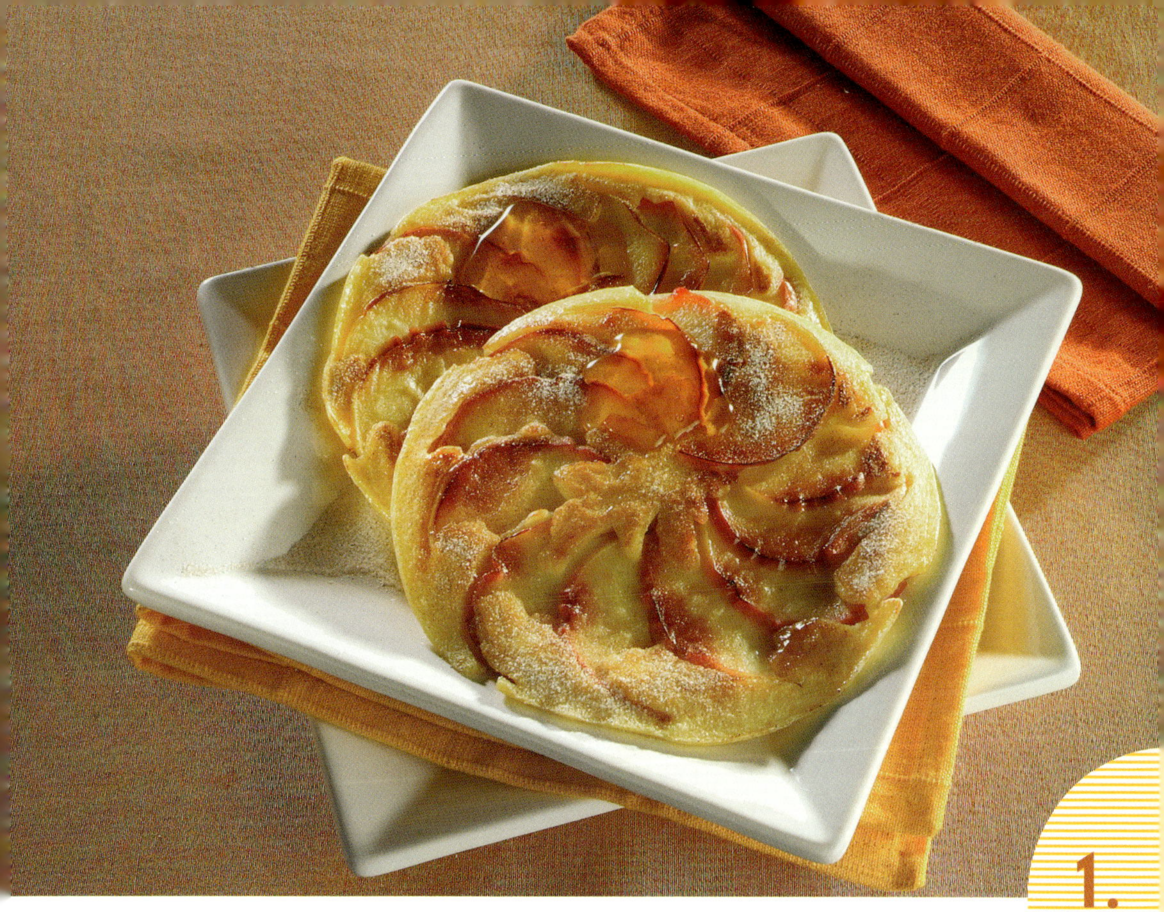

1.
TAG

Mittagessen | Eierpfannenkuchen mit Apfel

Zutaten:

1 Hühnerei
150 ml Wasser
1 Prise Jodsalz
100 g Mehl
1 Prise Backpulver
1 saurer Apfel
2 TL Rapsöl
2 TL Zuckerrübensirup, Fruchtsoße oder Schokoladensoße nach Wahl
1 Prise Zimt
1 TL Zucker

So wird's gemacht

1. Etwas Wasser mit Ei und Jodsalz verrühren, nach und nach Mehl mit Backpulver vermischt dazu geben und mit dem restlichen Wasser gut verrühren. Den Teig etwas quellen lassen.

2. In der Zwischenzeit Apfel waschen, nach Bedarf schälen und Kerngehäuse entfernen. In dünne Ringe schneiden.

3. Rapsöl erhitzen, Hälfte der Apfelringe hineinlegen, kurz anbraten und halbe Menge Teig darüber füllen.

4. Von beiden Seiten backen. Mit Zucker und Zimt bestreuen.

5. Den zweiten Pfannenkuchen mit Apfelringen backen und mit Sirup o.ä. beträufeln.

	kcal	Fett (g)
Frühstück	244	5,9
Mittag	587	16,8
Abend	267	5,3
Snack 1	76	3,2
Snack 2	114	0,6

Frühstück | Müsli mit Himbeeren und Dickmilch

Zutaten:

30 g Knuspermüsli
150 g Himbeeren, frisch oder TK
100 g Dickmilch 1,5 % Fett
1 EL Kürbiskerne

So wird's gemacht

Himbeeren waschen. Mit den übrigen Zutaten vermengen.

Tipp

- Statt Kürbiskernen wählen Sie die gleiche Menge: Sonnenblumenkerne oder Mandeln.
- Kürbiskerne in der heißen Pfanne ohne Öl anrösten.
- Himbeeren durch anderes Obst austauschen: Z.B. 1 kleiner Apfel, 1 kleine Birne, 180 g Brombeeren, 170 g Erdbeeren, 140 g Aprikosen, 130 g Heidelbeeren, 100 g weiße oder schwarze Johannisbeeren, 120 g rote Johannisbeeren, 90 g Mirabellen, 110 g Pflaumen, 100 g Süß- oder Sauerkirschen, 120 g Stachelbeeren oder 130 g Zwetschgen.

Snack 1 ■ 1 Birne oder Obst nach Wahl

2. TAG

Abendessen | Kartoffelspalten mit Tomate

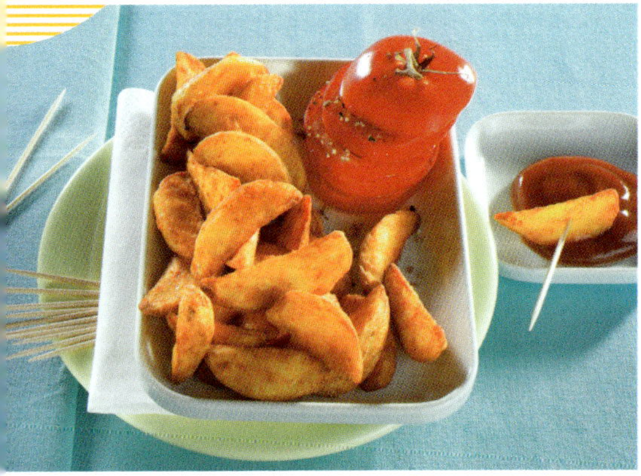

So wird's gemacht

1. *Kartoffelspalten nach Packungsangabe im Backofen aufbacken. Dazu Ketchup reichen.*
2. *Tomate waschen, Strunk entfernen und in Spalten schneiden. Mit Kräutersalz und Pfeffer bestreuen.*

Zutaten:

150 g Kartoffelspalten
2 EL Tomatenketchup
1 große Tomate
Kräutersalz
Pfeffer

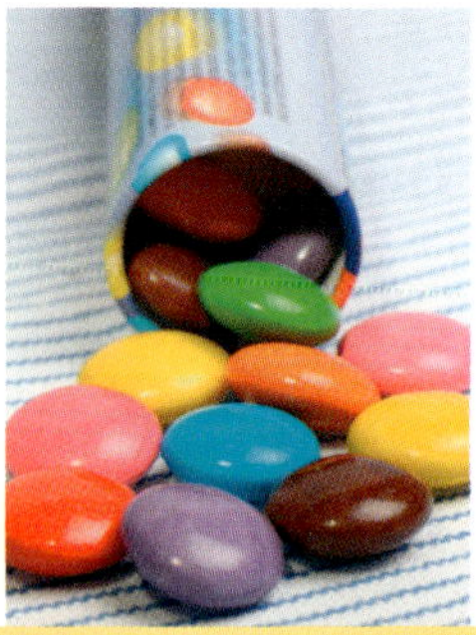

Snack 2 ■ Schokolinsen 40 g

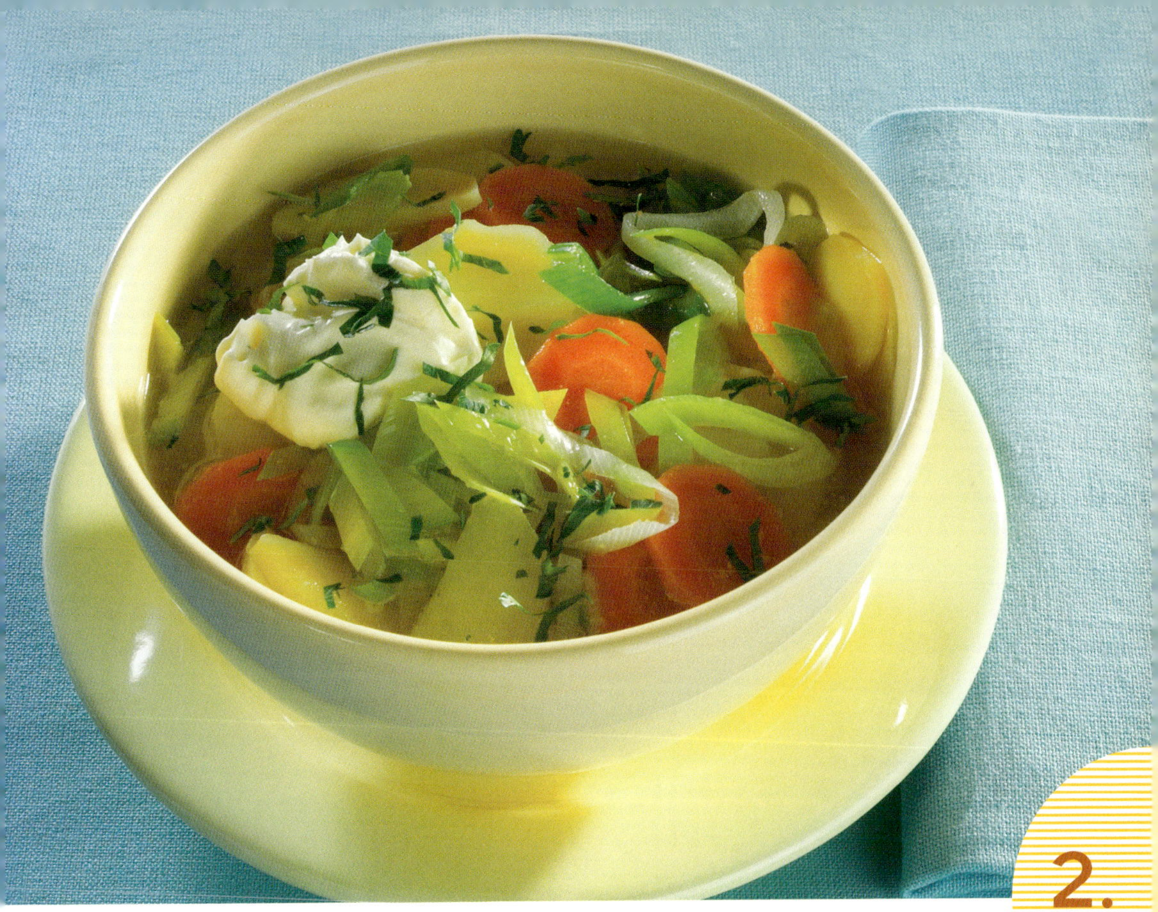

2. TAG

Mittagessen | Kartoffel-Möhren-Eintopf ohne Fleisch (2 Portionen)

Zutaten:

1000 ml Rinderbrühe
500 g Kartoffeln
2 große Möhren
1 Lorbeerblatt
1 Nelke
2 Stangen Porree
Jodsalz
Pfeffer
Muskat
1 Bund frische Petersilie
2 EL saure Sahne
1 Glas Fruchtsaft (200 ml)

So wird's gemacht

1. *Kartoffeln und Möhren waschen, schälen und in Scheiben schneiden.*
2. *Rinderbrühe, Kartoffeln und Möhren in einen Topf geben und mit Lorbeerblatt und Nelke ca. 10 Minuten köcheln lassen.*
3. *In der Zwischenzeit Porree gründlich waschen und in Scheiben schneiden. Zum Gemüse geben und weitere 5 Minuten kochen.*
4. *Saure Sahne mit heißer Brühe anrühren, damit sie nicht gerinnt, und zum Eintopf geben. Abschmecken.*
5. *Petersilie hacken und darüber streuen.*
6. *Eine Portion Eintopf verspeisen. Die zweite Portion für den nächsten Tag im Kühlschrank aufbewahren.*
7. *Dazu ein Glas Fruchtsaft trinken.*

	kcal	Fett (g)
Frühstück	276	10,7
Mittag	409	5,8
Abend	294	9,3
Snack 1	73	0,4
Snack 2	141	6,5

Frühstück | Süßer Toast

Zutaten:
2 Scheiben Vollkorntoast
1 TL saure Sahne
1 TL Apfelkraut
1 TL Halbfett-Butter
1 TL Honig

So wird's gemacht
Vollkorntoast toasten und je eine Scheibe mit saurer Sahne und Halbfett-Butter, Honig und Apfelkraut bestreichen.

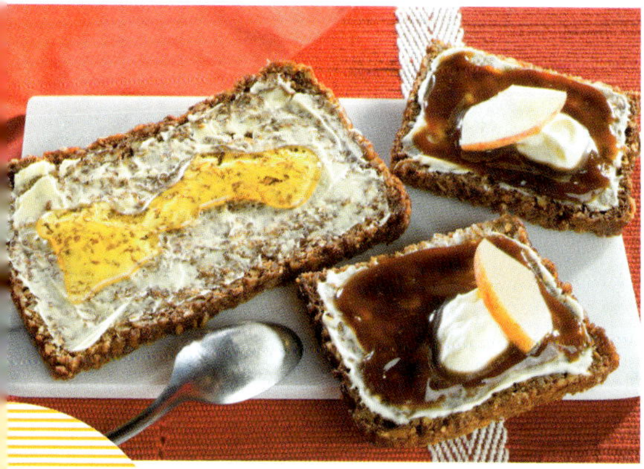

3. TAG

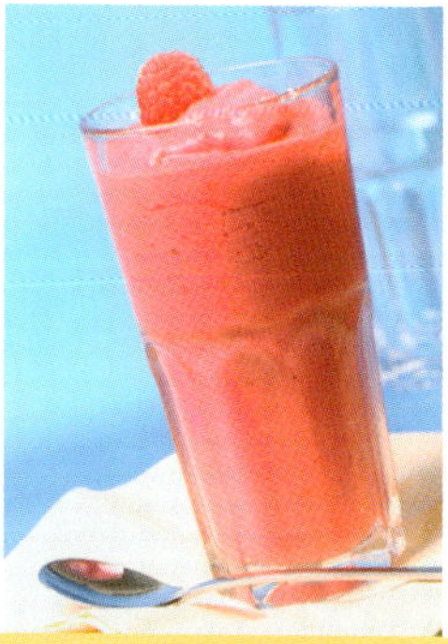

Snack 1

Zutaten:
150 g Himbeeren
2 TL Zucker
100 ml Milch 1,5 % Fett
100 ml Dickmilch 1,5 % Fett

Mittagessen | Kartoffel-Möhren-Eintopf ohne Fleisch

Zutaten:
2. Portion Eintopf vom Vortag

So wird's gemacht
Portion Eintopf aufwärmen und verspeisen.

Snack 2

Zutaten:
1 Becher Milchreis (200 g) 2,5 % Fett
(Geschmack: Schoko, Vanille, Natur, etc.)

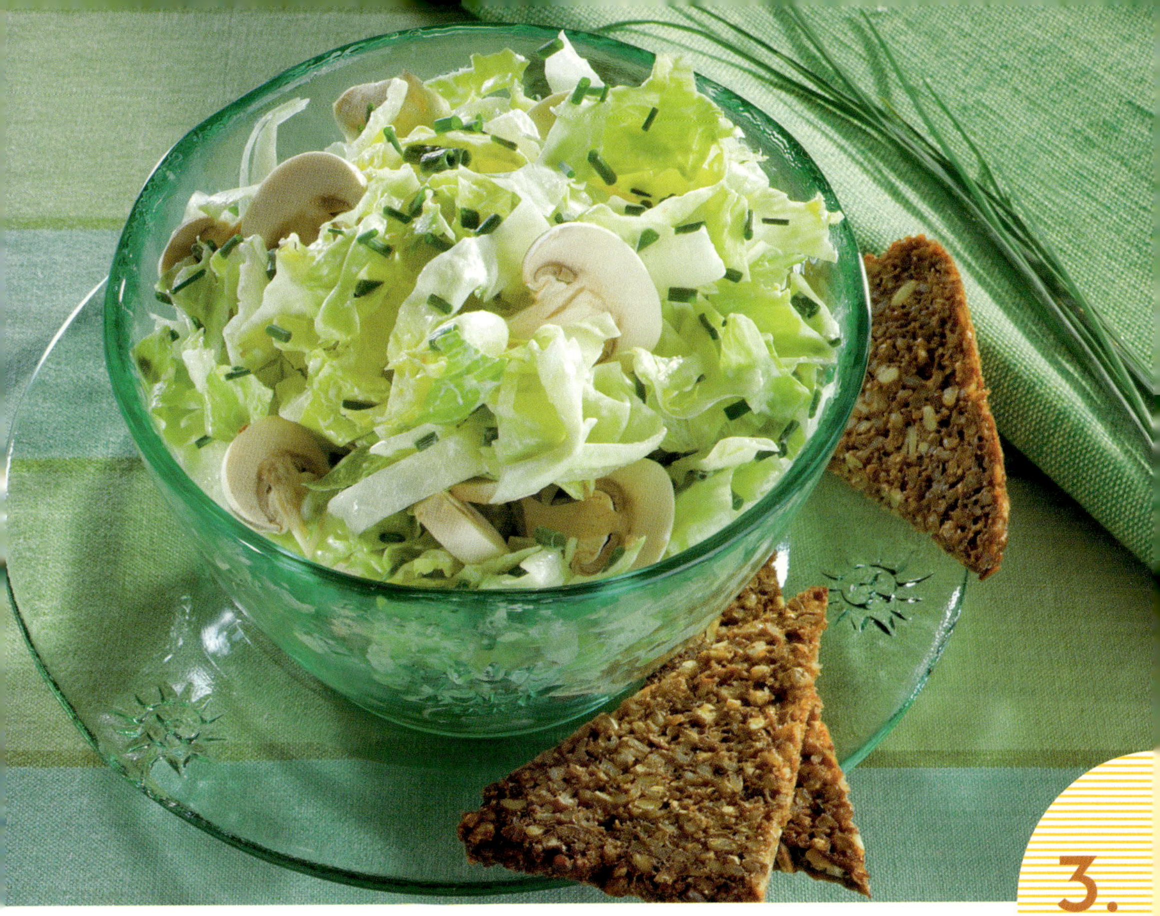

3. TAG

Abendessen | Eisbergsalat mit Joghurt (2 Portionen)

Zutaten:

1 Hühnerei
1/2 Kopf Eisbergsalat
100 g Champignons
1 Becher Naturjoghurt (1,5 % Fett)
1 EL Rapsöl
2 TL Senf
1 TL Jodsalz
1 TL Zucker
Pfeffer
2 EL Zitronensaft
1/2 Bund frischen Schnittlauch
1 Scheibe Vollkornbrot/Graubrot

So wird's gemacht

1. *Ei hart kochen. Abkühlen und in Scheiben schneiden.*
2. *Eisbergsalat in Streifen schneiden, die Streifen zweimal durchschneiden. Waschen und trocken schleudern.*
3. *Champignons waschen, in Scheiben schneiden.*
4. *Aus den restlichen Zutaten ein Dressing bereiten, abschmecken.*
5. *Schnittlauch in Ringe schneiden, unter das Dressing rühren.*
6. *Eisbergsalat, Champignons und Eischeiben mit der halben Menge Dressing vermengen.*
7. *Dazu eine Scheibe Brot essen.*
8. *Die zweite Portion Dressing für den nächsten Tag im Kühlschrank aufbewahren.*

	kcal	Fett (g)
Frühstück	192	5
Mittag	283	5,3
Abend	347	12,2
Snack 1	196	3,6
Snack 2	227	5,2

Frühstück | **Harzer Käse mit Senf**

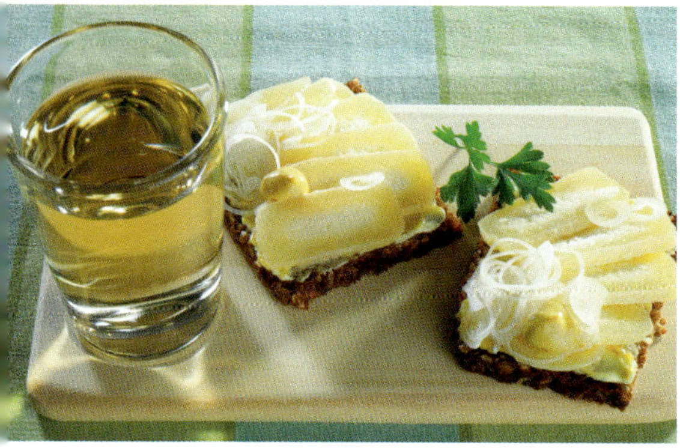

So wird's gemacht

1. *Vollkornbrot mit Halbfett-Butter und Senf bestreichen. Schalotte schälen und in feine Ringe schneiden.*
2. *Harzer Käse in Scheiben schneiden, auf dem Brot mit Zwiebelringen anrichten.*
3. *Dazu ein Glas Fruchtsaft trinken.*

Zutaten:

1 dicke Scheibe Vollkornbrot
1 Stück Harzer Käse (50 g)
1 Schalotte
1 TL Halbfett-Butter
1 TL Senf

1 Glas Fruchtsaft nach Wahl (200 ml)

Snack 1

Zutaten:

1 Tasse Kaffee oder Tee
1 EL Milch 1,5 % Fett
10 Butterkekse (50 g)

4. TAG

Mittagessen | **Eisbergsalat mit Hähnchenbruststreifen**

Zutaten:

100 g Hähnchenbrust, frisch oder TK
Jodsalz
Pfeffer
Curry
1 TL Rapsöl
1/2 Kopf Eisbergsalat vom Vortag
100 g Champignons
Dressing vom Vortag
1 Vollkornbrötchen

So wird's gemacht

1. *Hähnchenbrust in feine Streifen schneiden. Mit Rapsöl, Jodsalz, Pfeffer und Curry vermengen.*
2. *Eisbergsalat in Streifen schneiden. Waschen und Trocken schleudern.*
3. *Champignons waschen und in Scheiben schneiden. Zum Salat geben und Dressing darüber träufeln.*
4. *Pfanne erhitzen und Hähnchenbruststreifen kräftig von allen Seiten kurz anbraten.*
5. *Eisbergsalat auf einem Teller anrichten, Hähnchenbruststreifen darüber geben.*
6. *Dazu ein Vollkornbrötchen essen.*

Snack 2

- 1 Birne oder Obst nach Wahl

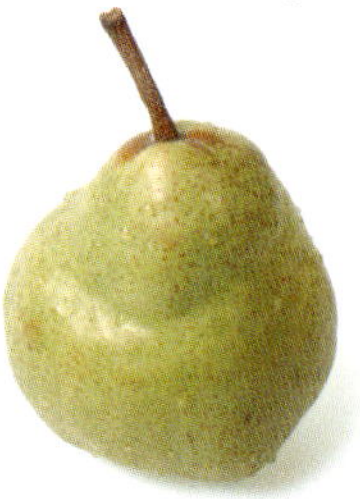

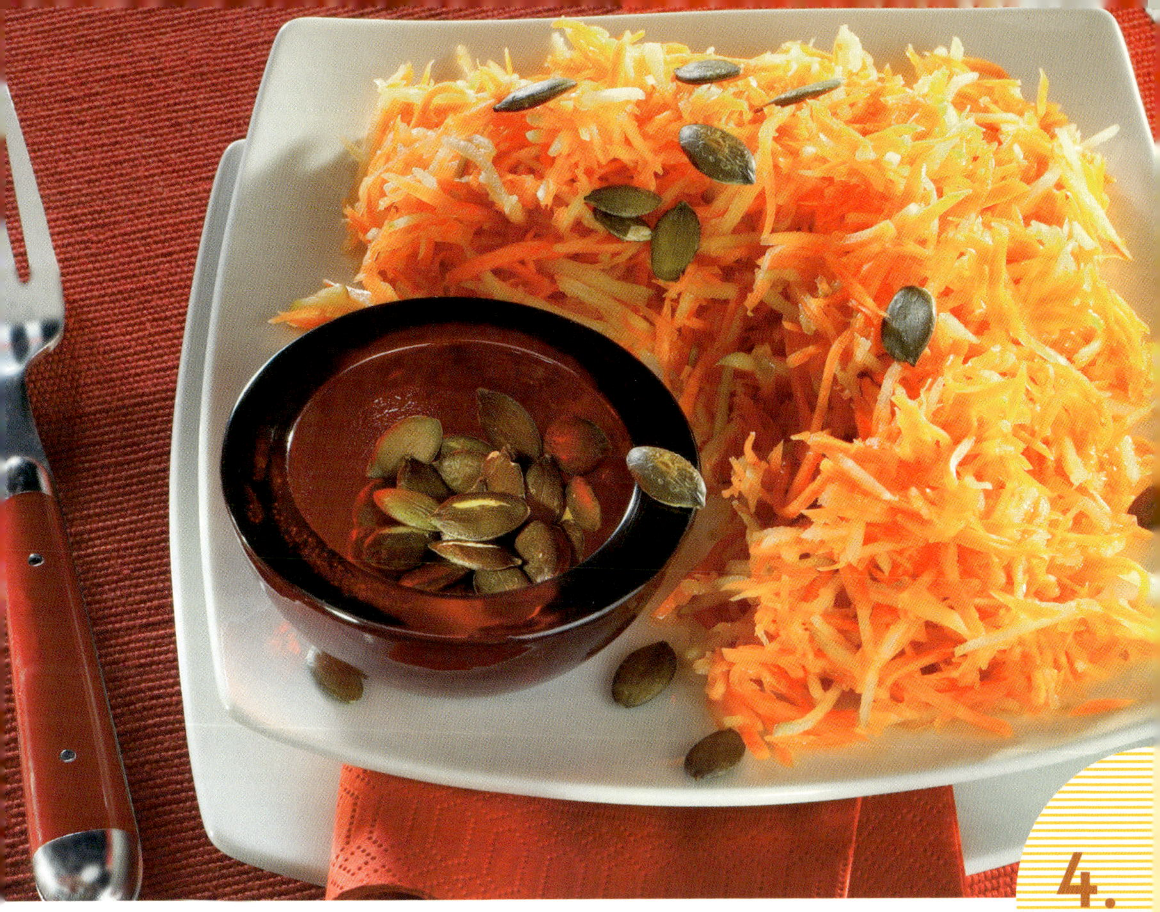

4. TAG

Abendessen | **Apfel-Möhren-Salat**

Zutaten:

- 2 Möhren
- 1 Apfel
- 1 EL Zitronensaft
- 5 g Zucker
- 1 EL Kürbiskerne
- 1 Scheibe Knäckebrot

So wird's gemacht

1. *Möhre waschen, schälen und fein raspeln. Apfel waschen, nach Bedarf schälen und grob raspeln.*
2. *Zucker und Zitronensaft verrühren, mit Möhren- und Apfelraspeln vermengen. Abschmecken.*
3. *Mit Kürbiskernen bestreuen.*
4. *Dazu Knäckebrot verspeisen.*

	kcal	Fett (g)
Frühstück	314	3,9
Mittag	440	13,2
Abend	197	5,4
Snack 1	154	6,6
Snack 2	73	0,4

Frühstück | Vollkornbrot mit Schinken

Zutaten:

1 dicke Scheibe Vollkornbrot/Graubrot
1 Ecke Schmelzkäse 30 % Fett i.Tr.
1 Scheibe gekochten Schinken
etwas frischen Schnittlauch
50 g Honiggurke

1 Tasse Kaffee oder Tee
1 EL Milch 1,5 % Fett
1 TL Zucker

So wird's gemacht

1. *Brot mit Schmelzkäse bestreichen mit gekochtem Schinken + Schnittlauchröllchen belegen.*
2. *Dazu Honiggurke verspeisen.*
3. *Kaffee oder Tee mit Milch und Zucker trinken.*

Tipp

- Der Teelöffel Zucker für Kaffee oder Tee ist optional.
- Statt 1 EL Milch = 1 TL Kondensmilch 4 % Fett

Snack 1 ■ 1 Schokoriegel (30 g) nach Geschmack

5. TAG

Abendessen | Gurkensalat

Zutaten: für 2 Portionen

1 Salatgurke
1 TL Rapsöl
3 EL Wasser
1 Päckchen Dill-Kräuter für Salat
1 Vollkornbrötchen

So wird's gemacht

1. *Salatgurke waschen, nach Bedarf schälen und in Scheiben hobeln.*
2. *Rapsöl, Wasser und Dill-Kräuter-Mischung vermengen und über die Gurkenscheiben geben. Gut vermengen.*
3. *Dazu gibt es ein Vollkornbrötchen.*

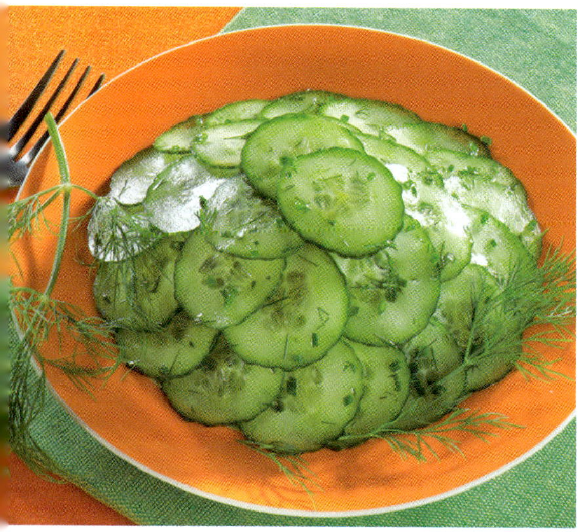

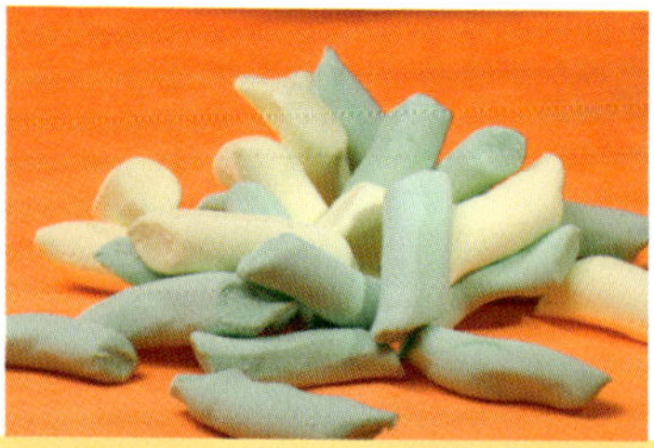

Snack 2 ■ 50 g Buchstabenkekse oder Marshmallows oder Baiser

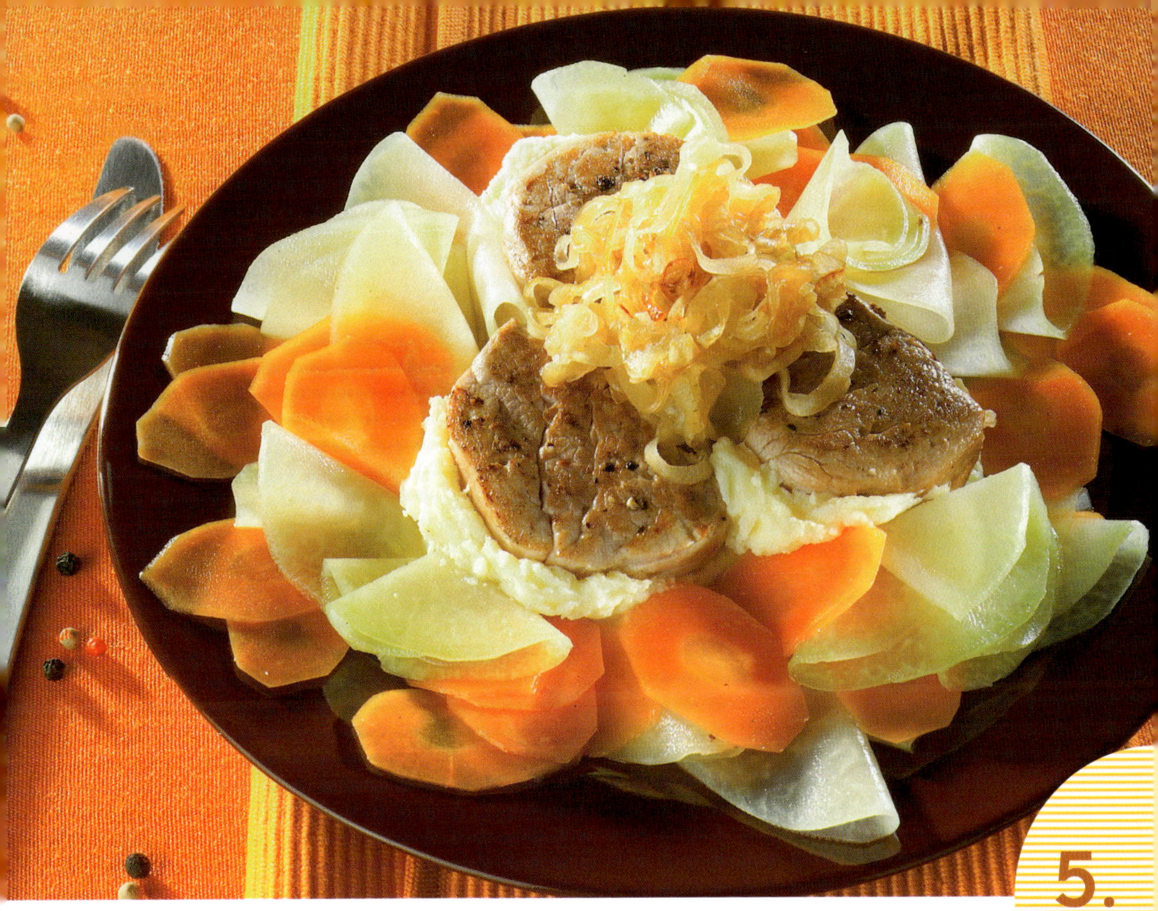

5.
TAG

Mittagessen | Schweinefilet mit Kohlrabigemüse (2 Portionen)

Zutaten:

1 Portion Kartoffelpüree, Fertigpackung
1 Möhre
1 Kohlrabi
1 TL Mehl
gekörnte Brühe
2 Zwiebeln
125 g Schweinefilet
Jodsalz
Pfeffer
2 TL Rapsöl

So wird's gemacht

1. Kartoffelpüree nach Packungsanleitung zubereiten.
2. Möhre und Kohlrabi waschen, schälen und in Scheiben schneiden. In wenig Wasser ca. 5–10 Minuten dünsten.
3. Mehl in etwas kaltem Wasser anrühren, unter das Gemüse rühren, kurz aufkochen lassen. Mit der Brühe abschmecken.
4. Zwiebeln pellen, in Ringe schneiden.
5. Rapsöl in einer Pfanne erhitzen. Zwiebeln darin goldgelb braten, auf einen Teller geben und zur Seite stellen.
6. In der gleichen Pfanne das Schweinefilet kräftig von beiden Seiten braten. Mit Jodsalz und Pfeffer würzen. Mit den Zwiebelringen anrichten.
7. Dazu Kartoffelpüree und Gemüse reichen.

	kcal	Fett (g)
Frühstück	262	6,5
Mittag	397	13,6
Abend	192	4,9
Snack 1	141	6,5
Snack 2	182	0,5

Frühstück | Vollkornbrötchen mit Käse und Konfitüre

Zutaten:
- 1 Vollkornbrötchen
- 2 EL Frischkäse 6 % Fett
- 1 Scheibe Schnittkäse 30 % Fett i.Tr.
- etwas frischen Schnittlauch
- 1 TL Konfitüre
- 1/4 Rettich
- Kräutersalz

So wird's gemacht

1. *Vollkornbrötchen in zwei Hälften schneiden. Beide Hälften mit Frischkäse bestreichen.*
2. *Eine Hälfte mit Käse und Schnittlauch belegen, die zweite Hälfte mit Konfitüre bestreichen.*
3. *Rettich waschen, schälen und evtl. mit Kräutersalz verspeisen.*

Snack 1

- 50 g Baiser oder Marshmallows oder Buchstabenkekse

6. TAG

Abendessen | Nudelsalat mit Joghurtdressing (2 Portionen)

Zutaten:
- 100 g Nudeln
- 100 g TK Rahm-Spinat
- 1 Scheibe gekochten Schinken (30 g)
- 1 Scheibe Käse 30 % Fett i.Tr. (30 g)
- 100 g Cocktailtomaten
- 1 Becher Naturjoghurt 1,5 % Fett
- 2 EL Kräuteressig
- Zucker
- Jodsalz, Pfeffer

So wird's gemacht

1. *Nudeln nach Packungsangabe zubereiten. Abkühlen lassen.*
2. *Spinat in einem Topf bei mittlerer Hitze auftauen, abkühlen lassen.*
3. *Schinken und Käse in Stifte schneiden. Tomaten waschen, in Viertel schneiden.*
4. *Joghurt, Kräuteressig, Zucker, Jodsalz und Pfeffer vermengen und kräftig abschmecken.*
5. *Nudeln, Spinat und restliche Zutaten vermengen und evtl. noch einmal abschmecken.*
6. *Eine Portion Nudelsalat verspeisen. Zweite Portion für den nächsten Tag im Kühlschrank aufbewahren.*

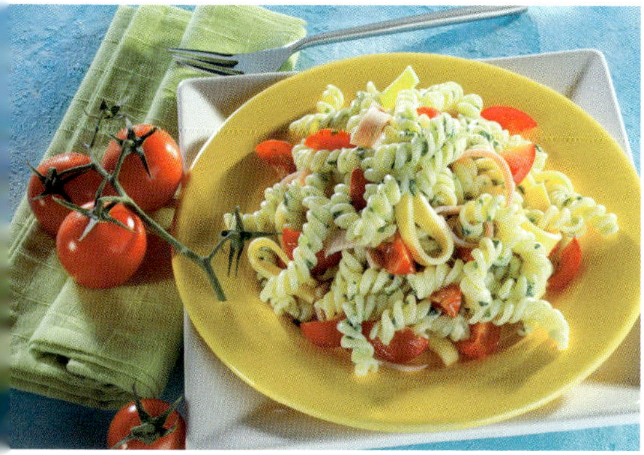

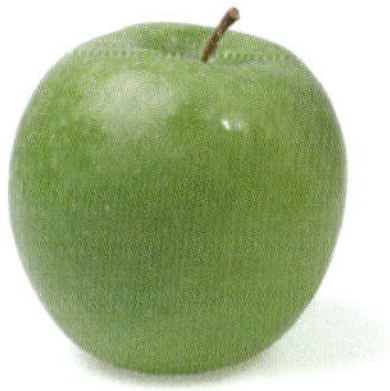

Snack 2

- 1 Apfel oder Obst nach Wahl

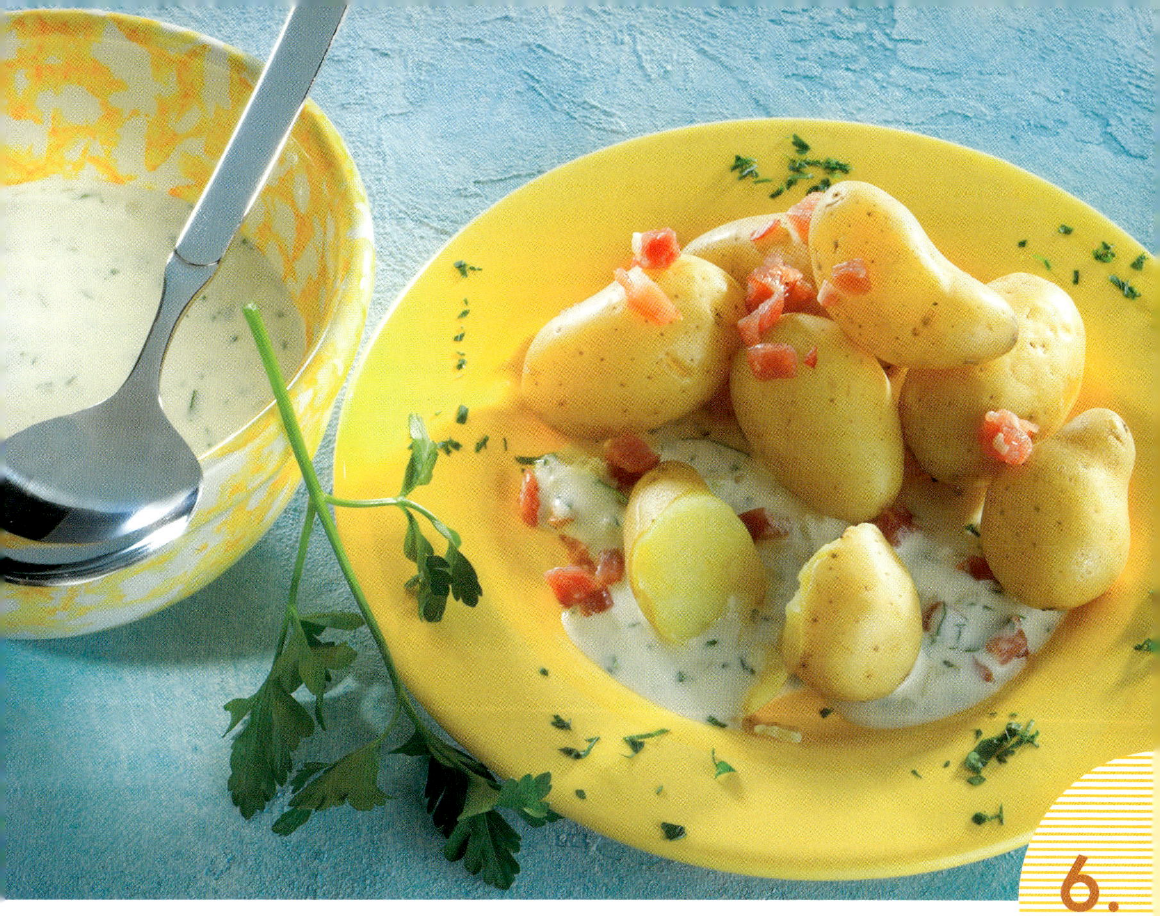

6. TAG

Mittagessen | Petersilienkartoffeln mit Schinken

Zutaten:

250 g Kartoffeln
1 EL Weizenmehl, gehäuft
1 Zwiebel
125 ml Milch 1,5 % Fett
125 ml Wasser
Muskat
Jodsalz, Pfeffer
gekörnte Gemüsebrühe
ca. 1/2 Bund frische Petersilie
60 g Schinken, roh ohne Fettrand

So wird's gemacht

1. *Kartoffeln waschen und als Pellkartoffeln in Salzwasser kochen.*
2. *Zwiebel schälen und in feine Würfel schneiden.*
3. *Weizenmehl in einem hohen Topf ganz leicht anrösten, nicht braun werden lassen. Zwiebel dazu geben und verrühren.*
4. *Topf vom Herd nehmen, ganze Menge kaltes Wasser auf einmal in den Topf gießen. Mit einem Schneebesen kräftig verrühren, so entstehen keine Klümpchen. Milch dazugeben, gut verrühren. Die Mehlschwitze gut rühren, damit sie nicht anbrennt. Ca. 5 Minuten köcheln lassen. Dabei immer wieder rühren.*
5. *Mit Gemüsebrühe, Jodsalz, Pfeffer und Muskat kräftig abschmecken.*
6. *Petersilie hacken und unterrühren.*
7. *Schinken fein würfeln. Mit Kartoffeln auf einem Teller anrichten. Soße über die Kartoffeln geben.*

	kcal	Fett (g)
Frühstück	300	8,3
Mittag	433	9,4
Abend	293	5,1
Snack 1	182	0,5
Snack 2	72	0,5

Frühstück | Knuspermüsli mit Himbeeren

Zutaten:
- 30 g Knuspermüsli
- 100 ml Milch 1,5 % Fett
- 150 g TK Himbeeren
- 1 EL Kürbiskerne

So wird's gemacht

Himbeeren in der Mikrowelle kurz antauen lassen. Mit den übrigen Zutaten vermengen.

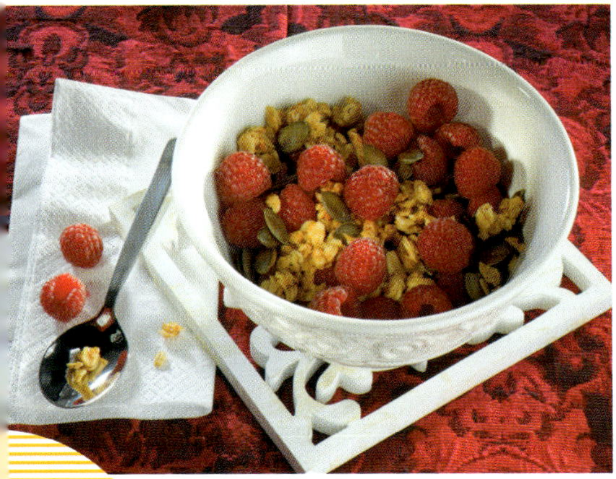

Tipp

- Statt Kürbiskernen wählen Sie die gleiche Menge: Sonnenblumenkerne oder Mandeln.
- Kürbiskerne in der heißen Pfanne ohne Öl anrösten.
- Himbeeren durch anderes Obst austauschen: Z.B. 1 kleiner Apfel, 1 kleine Birne, 180 g Brombeeren, 170 g Erdbeeren, 140 g Aprikosen, 130 g Heidelbeeren, 100 g weiße oder schwarze Johannisbeeren, 120 g rote Johannisbeeren, 90 g Mirabellen, 110 g Pflaumen, 100 g Süß- oder Sauerkirschen, 120 g Stachelbeeren oder 130 g Zwetschgen.

7. TAG

Snack 1 1 Schokoriegel (30 g) nach Geschmack

Abendessen | Nudelsalat mit Joghurtdressing

Zutaten:
- 2. Portion Nudelsalat vom Vortag

So wird's gemacht

Nudelsalat verspeisen.

Snack 2 1/2 Rettich + Kräutersalz

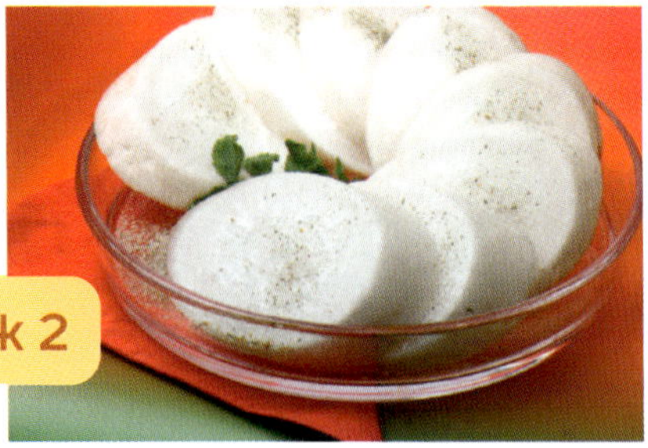

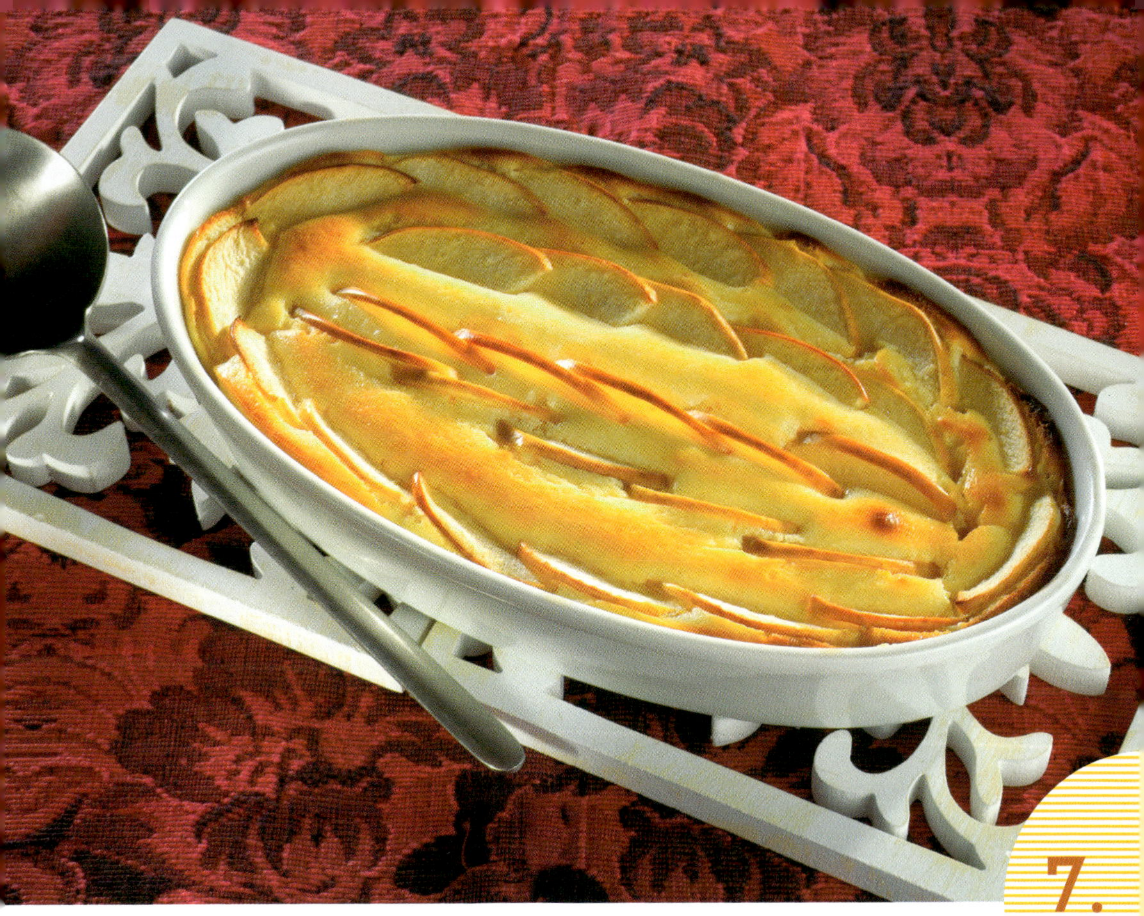

7. TAG

Mittagessen | **Quarkauflauf mit Apfel**

Zutaten:

1 Hühnerei
40 g Zucker (ca. 2 EL)
200 g Magerquark
etwas geriebene Zitronenschale
1 Prise Jodsalz
25 g Grieß
1 TL Backpulver
1 großer Apfel

So wird's gemacht

1. *Hühnerei und Zucker schaumig rühren.*
2. *Quark, Backpulver, Zitronenschale, Jodsalz und Grieß dazugeben und gut verrühren.*
3. *Apfel waschen, nach Bedarf schälen und in feine Scheiben schneiden oder fein raspeln. In die Quarkmasse rühren.*
4. *In eine gefettete Auflaufform geben und bei 180 °C ca. 20 Minuten backen.*

	kcal	Fett (g)
Frühstück	277	11,3
Mittag	549	7,1
Abend	293	5,1
Snack 1	141	6,5
Snack 2	26	0,3

Ihre Einkaufsliste für Woche 2

Das müssen Sie frisch einkaufen:

Brot, Brötchen, Gebäck, Süßes (Reste einfrieren und bei Bedarf auftauen)
• *Toast- oder Vollkorntoast, Rest von Woche 1*
• *Grau- oder Vollkorn- oder Mehrkornbrot, 2 Scheiben*
• *Vollkorn- oder Mehrkornbrötchen, 4 Stück*
• *Gnocchi frisch, 1 Packung à 400*
• *Rosinenbrötchen, 1 Stück*
• *Müsli- oder Früchteriegel max. 5 g Fett, 2 Riegel (à 25 g)*
• *Lakritze, Fruchtgummi oder Geleefrüchte, 100 g*
• *Zitronensorbet oder Fruchteis nach Geschmack*
• *Schokolade (30 g), 1 Stück z.B. Überraschungsei, Duplo, Hanuta, Twix, Milky-Way, oder Kinderriegel, 40 g Schokolinsen oder Smarties, 1 Stück Yes-Törtchen oder 2 Schokoküsse*

Milch- und Milchprodukte, Käse
• *Saure Sahne (10 % Fett), 1 Becher*
• *Milch (1,5 % Fett), 1/2 Liter*
• *Blauschimmelkäse, 40 g*
• *Schmelzkäse max. 30 % Fett i.Tr., 3 Ecken*
• *Frischkäse max. 6 % Fett, 1 Packung oder Rest von Woche 1*
• *Parmesan, frisch gerieben, 50 g*
• *Käse (30 % Fett i. Tr.), 60 g*
• *Naturjoghurt 1,5 % Fett, 2 Becher*

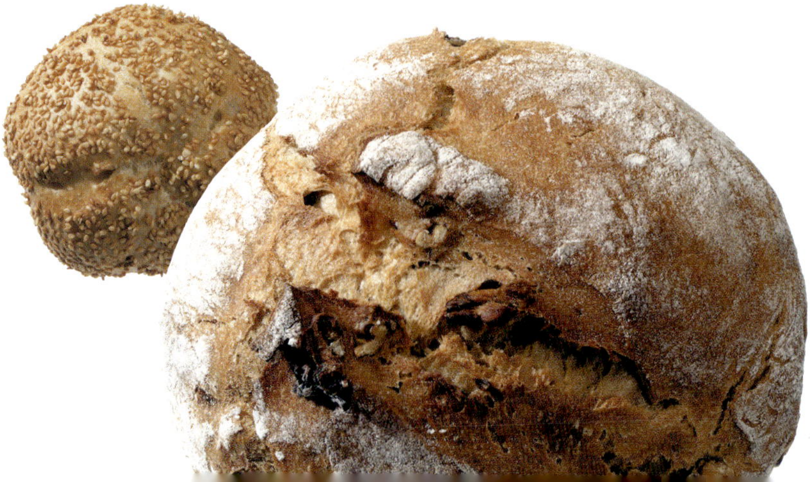

Obst und Gemüse

- Apfel, 2 Stück
- Birne, 1 Stück
- Erdbeeren frisch oder TK, 200 g
- Heidelbeeren TK, 250 g
- Champignons, frisch oder TK, 200 g
- Eisbergsalat, 1 kleiner Kopf
- Fleischtomaten, 2 Stück
- Kohlrabi, 1 Stück
- Porree, 1 Stange
- Rettich, Rest von Woche 1
- Salatgurke,1 Stück
- Tomaten, 6 Stück
- Zucchini, 2 Stück

Fleisch, Fisch, Eier

- Putenbrustfilet, frisch oder TK, 100 g
- Hühnerei, 2 Stück
- Gekochter Schinken, 2 Scheiben (30 g)
- Salami 17 % Fett, 45 g
- Schweinemedaillons, 2 Stück à 50 g
- Geflügelbratwurst 8 % Fett, 2 Stück à 100 g

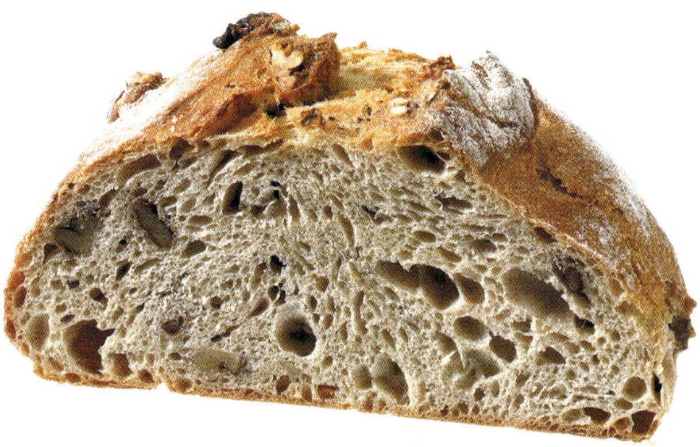

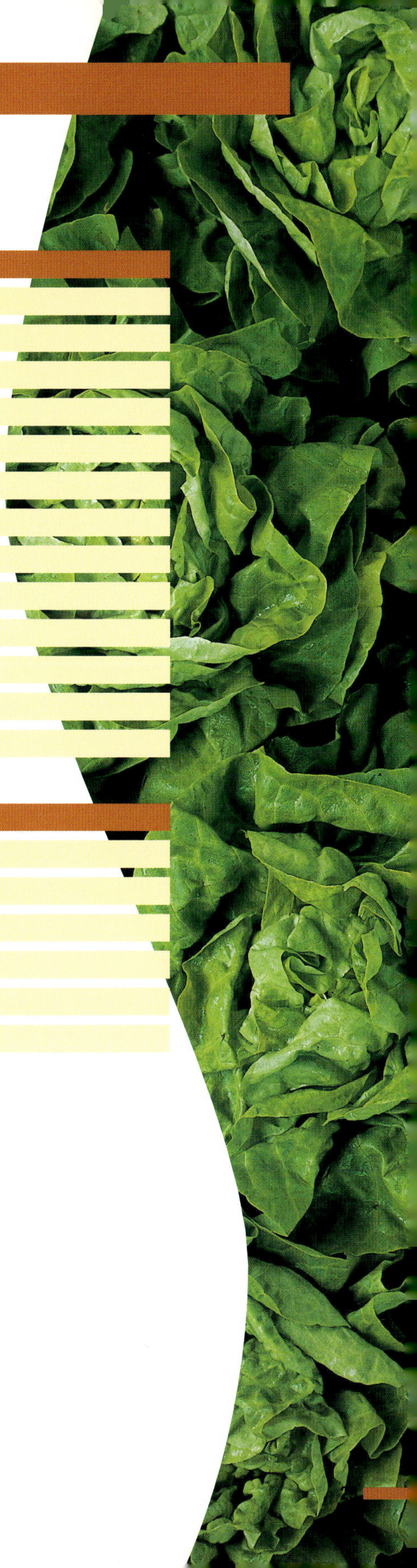

8. TAG

Frühstück | Süßer Vollkorntoast

Zutaten:

- 2 Scheiben Vollkorntoast
- 1 TL saure Sahne
- 1 TL Halbfett-Butter
- 1 TL Honig
- 1 TL Marmelade
- 1 Tasse Kaffee oder Tee
- 1 EL Milch 1,5 % Fett
- 1 TL Zucker

So wird's gemacht

1. *Vollkorntoast toasten und je eine Scheibe mit saurer Sahne und Halbfett-Butter bestreichen. Eine Scheibe mit Honig und eine Scheibe Toast mit Marmelade bestreichen.*
2. *Dazu eine Tasse Kaffee oder Tee mit Milch und Zucker trinken.*

Tipp

- Der Teelöffel Zucker für Kaffee oder Tee ist optional.
- Statt 1 EL Milch = 1 TL Kondensmilch 4 % Fett

Snack 1 ■ 1 Müsli- od. Früchteriegel 5 g Fett (25 g)

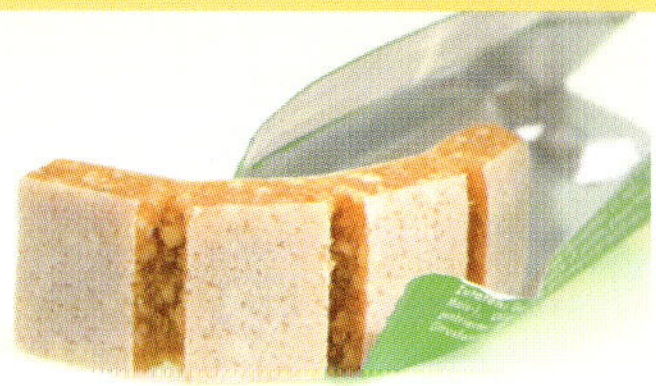

Abendessen | Gemüsepfannenkuchen

Zutaten:

- 50 g TK Rahm-Spinat
- 50 g Mehl (2 EL, gehäuft)
- Prise Jodsalz, Pfeffer, Muskat
- 1 Ei
- 50 ml Mineralwasser
- 30 ml Milch 1,5 % Fett (2 EL)
- 100 g Champignons, frisch oder TK
- 1/2 Päckchen TK Zwiebel-Mischung
- 1 Knoblauchzehe
- 1 TL Rapsöl
- 10 g Blauschimmelkäse
- 1 EL Milch 1,5 % Fett

So wird's gemacht

1. *Spinat auftauen. Knoblauch schälen. Frische Champignons waschen, in Scheiben schneiden.*
2. *Mehl, Jodsalz, Pfeffer, Muskat, Ei, Mineralwasser und Milch zu einem glatten Teig verrühren. Spinat unterrühren.*
3. *Rapsöl in einer Pfanne erhitzen und Zwiebelmischung kurz anbraten, Champignons und gepressten Knoblauch dazugeben. Braten bis die Flüssigkeit reduziert ist. Mit Jodsalz und Pfeffer würzen. Warm stellen.*
4. *Pfannenkuchen in der Pfanne braten.*
5. *In der Zwischenzeit Blauschimmelkäse mit einem Löffel zerdrücken, mit Milch verrühren. Die Käsecreme auf den Pfannenkuchen streichen. Mit Champignons befüllen und zur Hälfte umklappen.*

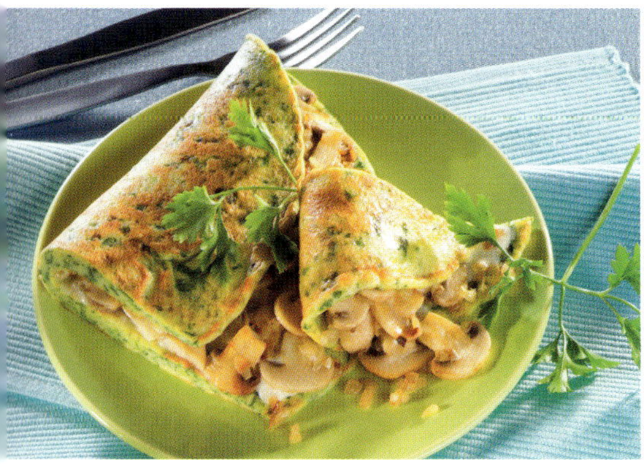

Snack 2 ■ 25 g Lakritze oder Fruchtgummi oder Geleefrüchte

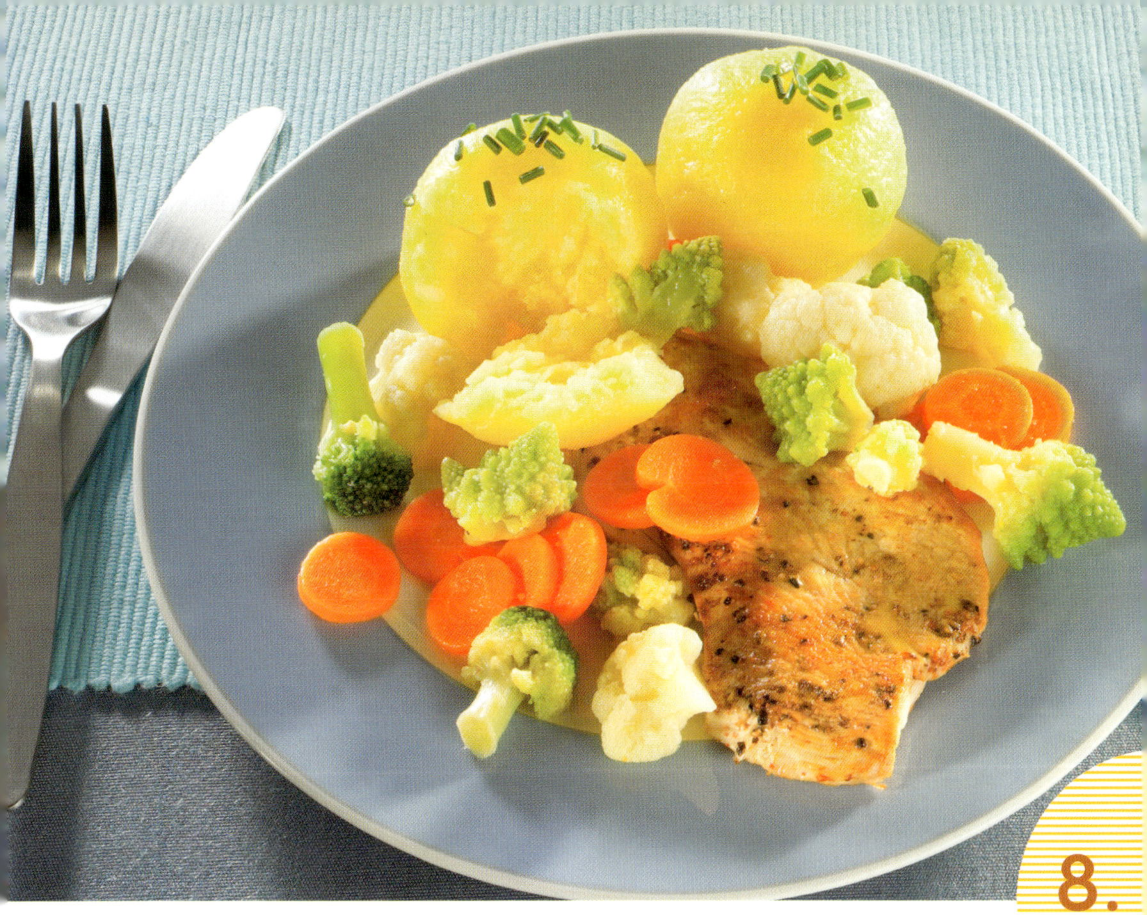

8. TAG

Mittagessen | Curry-Pute mit Knödel

Zutaten:

1 Kartoffelknödel, Fertigprodukt (6erPackung)
150 ml Wasser
300 g TK Gemüsemischung
1 TL Halbfett-Butter
1/2 Päckchen TK Zwiebel-Mischung
2 EL Soßenbinder (für helle Soßen)
100 g Putenbrustfilet, frisch oder TK
1 TL Rapsöl
Jodsalz, Pfeffer
Curry
etwas frischen Schnittlauch

So wird's gemacht

1. *Kartoffelknödel in kochendem Salzwasser nach Packungsanleitung zubereiten.*
2. *Gemüsemischung in einem Topf mit 50 ml Wasser bissfest dünsten. Flüssigkeit mit Soßenbinder andicken. Mit Jodsalz, Pfeffer und Zwiebelmischung abschmecken. Butter untermischen.*
3. *Putenbrustfilet mit Jodsalz, Pfeffer und Curry würzen und von beiden Seiten im heißen Rapsöl braten.*
4. *Zutaten auf einem Teller anrichten. Mit Schnittlauchröllchen bestreuen.*

	kcal	Fett (g)
Frühstück	211	5,3
Mittag	374	6,6
Abend	390	16,2
Snack 1	93,7	4,7
Snack 2	84	0,2

Frühstück | Schinkenbrot mit Gurke

Zutaten:

1 Scheibe Vollkornbrot/Graubrot
1 Ecke Schmelzkäse, 30 % Fett i.Tr.
1 Scheibe gekochten Schinken oder Lachsschinken (30 g)
etwas frischen Schnittlauch
50 g Honiggurke

So wird's gemacht

1. Scheibe Brot mit Schmelzkäse bestreichen und mit Schinken belegen. Schnittlauchröllchen darüber streuen.

2. Die Honiggurken passen gut dazu.

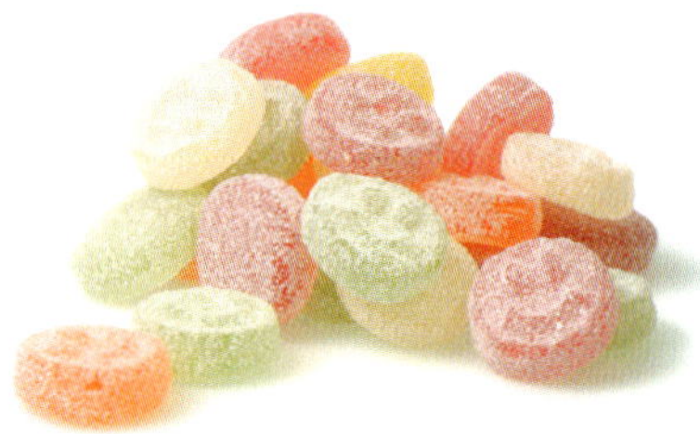

Snack 2 ■ 25 g Lakritze oder Fruchtgummi oder Geleefrüchte

9. TAG

Abendessen | Porreesalat

Zutaten:

1 Stange Porree (ca. 250 g)
50 ml Wasser
Jodsalz
2 EL Kräuteressig
Kräutersalz
Pfeffer
Zucker
1 TL Senf
1 TL Rapsöl
1 Brötchen/Vollkornbrötchen

So wird's gemacht

1. Porree gründlich waschen, in dickere Scheiben schneiden. In Salzwasser bei geschlossenem Deckel 5–10 Minuten dünsten. In einem Sieb abtropfen lassen. Flüssigkeit auffangen.

2. Aus Kräuteressig, Kräutersalz, Pfeffer, Zucker, Senf und Rapsöl eine Marinade bereiten und mit dem Porree vermengen. Evt. etwas Porreewasser dazu geben. Kräftig abschmecken.

3. Dazu ein Brötchen essen.

Snack 2 ■ 150 g Zitronensorbet oder anderes Fruchteis

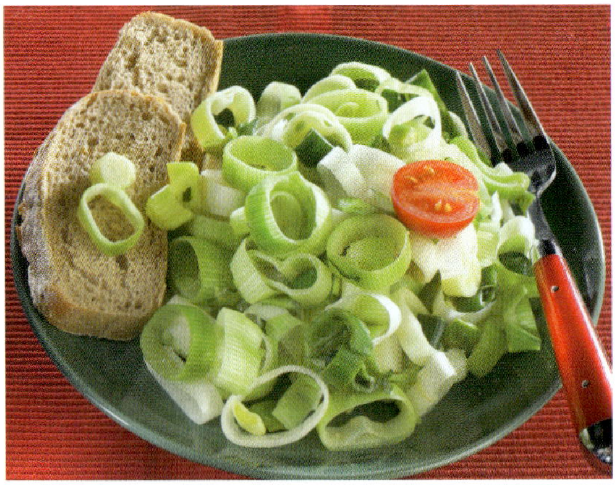

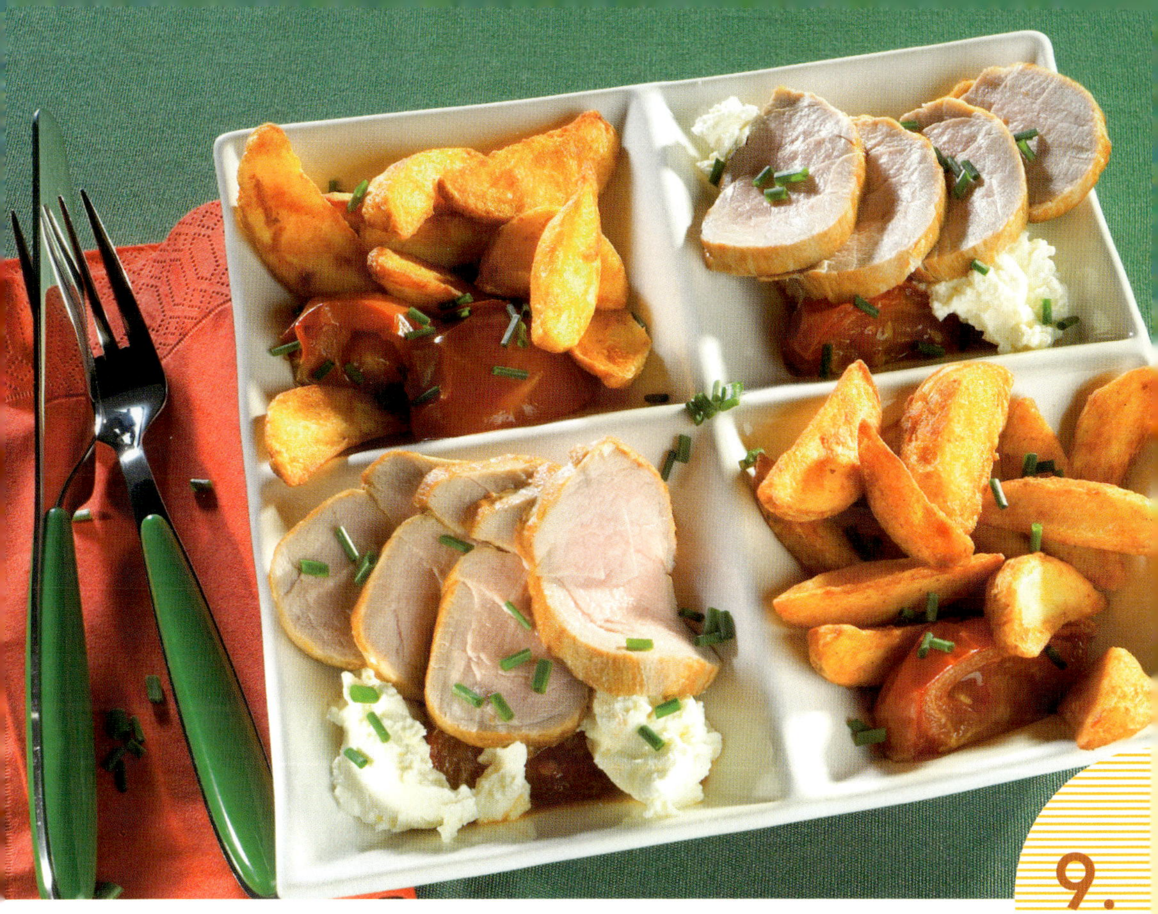

9. TAG

Mittagessen | **Kartoffelspalten mit Schweinemedaillons**

Zutaten:

100 g TK-Kartoffelspalten
2 Schweinefiletmedaillons à 50 g
1 TL Rapsöl
2 Fleischtomaten
Jodsalz
Pfeffer
2 EL Frischkäse 6 % Fett (60 g)
1 EL Meerrettich, frisch oder Glas
1–2 EL Milch 1,5 % Fett
Schnittlauch zum Bestreuen

So wird's gemacht

1. *Kartoffelspalten im Backofen nach Packungsangabe zubereiten.*
2. *Medaillons mit Jodsalz und Pfeffer würzen. Im heißen Rapsöl in einer großen Pfanne von jeder Seite kräftig anbraten.*
3. *Tomaten abspülen und in Viertel schneiden. Mit Jodsalz und Pfeffer würzen, zu den Medaillons geben und bei geschlossener Pfanne ca. 5–10 Minuten schmoren.*
4. *Inzwischen Frischkäse, Meerrettich und Milch glatt rühren und mit Jodsalz und Pfeffer würzen.*
5. *Die Schweinemedaillons in Scheiben schneiden und mit den Tomaten anrichten. Meerrettichfrischkäse darauf verteilen und mit Schnittlauch bestreuen.*
6. *Die Kartoffelspalten dazu verspeisen.*

	kcal	Fett (g)
Frühstück	237	6,7
Mittag	463	17
Abend	236	5,4
Snack 1	84,4	0,2
Snack 2	211	0,2

Frühstück | Süßer Toast

Zutaten:
- 2 Scheiben Vollkorntoast
- 1 TL saure Sahne
- 1 TL Halbfett-Butter
- 1 TL Marmelade
- 1 TL Honig

- 1 Tasse Kaffee oder Tee
- 1 EL Milch 1,5 % Fett
- 1 TL Zucker

So wird's gemacht

1. *Toastscheiben toasten, je eine Scheibe mit saurer Sahne und Marmelade und mit Halbfett-Butter und Honig bestreichen.*
2. *Dazu Kaffee oder Tee mit Milch und Zucker trinken.*

Tipp

- Statt 1 EL Milch = 1 TL Kondensmilch 4 % Fett
- Der Teelöffel Zucker für Kaffee oder Tee ist optional.

Snack 1
- 1 Schokoriegel (30 g)

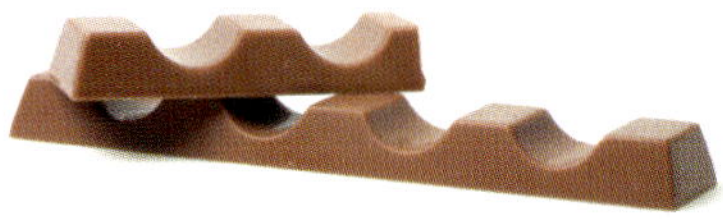

10. TAG

Abendessen | Schinkenbrot mit Meerrettich

Zutaten:
- 1 Scheibe Weißbrot/Graubrot
- 1 TL Meerrettich
- 1 Scheibe gekochten Schinken (30 g)
- 50 g Honiggurken
- Frischen Dill
- Pfeffer
- 1/4 Rettich
- etwas Kräutersalz

So wird's gemacht

1. *Scheibe Brot mit Meerrettich bestreichen. Mit gekochtem Schinken und Honiggurke belegen. Dill und Pfeffer darüberstreuen.*
2. *Rettich waschen, schälen und nach Geschmack mit Kräutersalz verspeisen.*

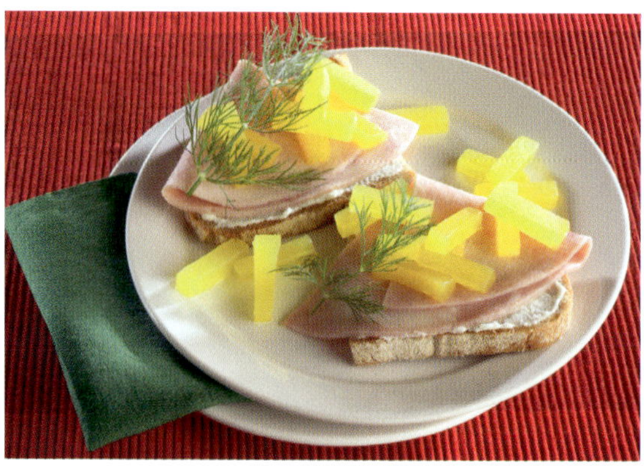

Snack 2
- 1 Apfel

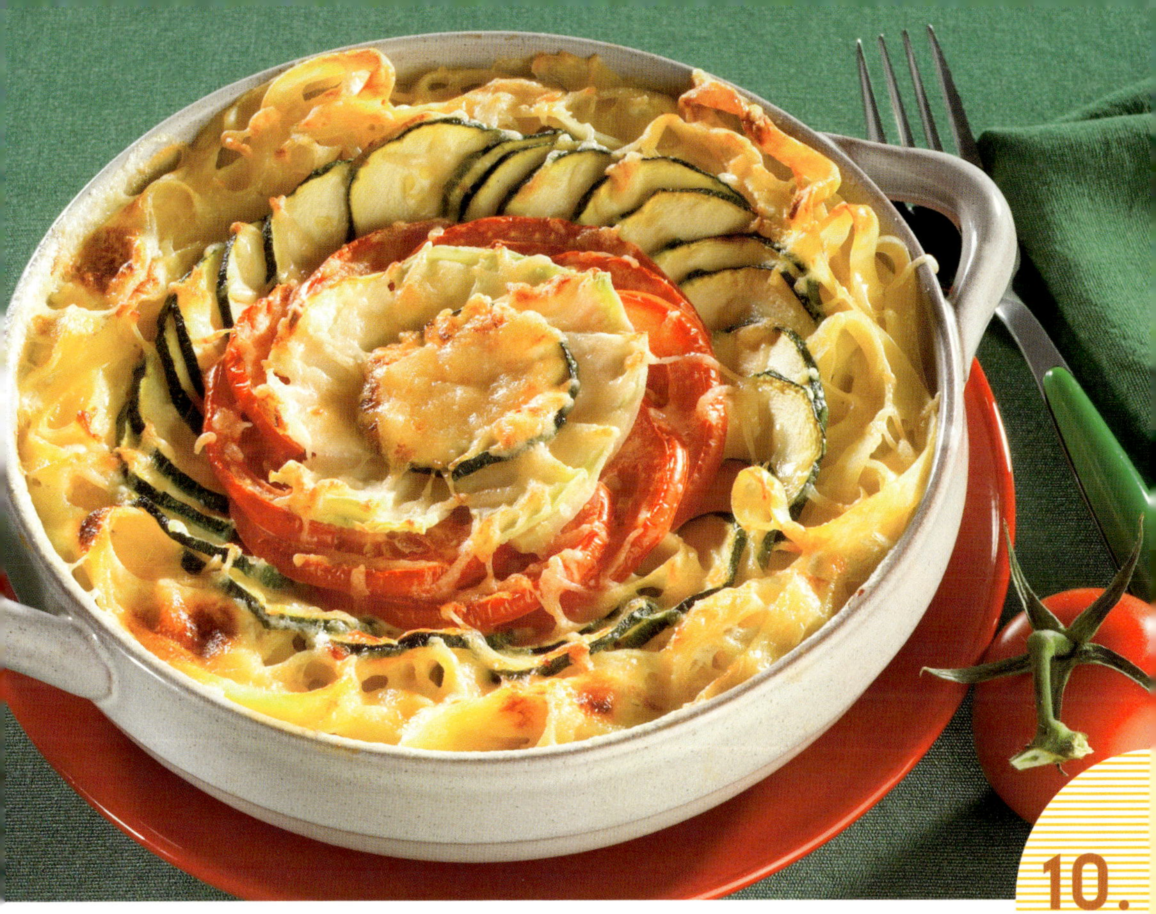

10. TAG

Mittagessen | Gemüse-Nudel-Auflauf (2 Portionen)

Zutaten:

200 g Nudeln
(Spirelli, Bandnudeln, etc.)
2 Zucchini
1 Kohlrabi
2 Tomaten
100 ml Wasser
250 ml Milch 1,5 % Fett
2 Ecken Schmelzkäse mit
Kräutern, 30 % Fett i.Tr.
Jodsalz
gekörnte Gemüsebrühe
Pfeffer
Muskat
2 EL Parmesan, gerieben
(frisch)
Kräuter nach Wahl

So wird's gemacht

1. *Nudeln bissfest garen. Abgießen und abtropfen lassen.*
2. *Zucchini und Tomaten waschen, in Scheiben schneiden. Kohlrabi waschen, schälen und ebenfalls in Scheiben schneiden.*
3. *Wasser und Milch kurz erwärmen. Schmelzkäse hinzugeben und auflösen, mit Jodsalz, Gemüsebrühe, Pfeffer und Muskat abschmecken.*
4. *Nudeln und Gemüse in einer Auflaufform schichten. Milch-Käse-Mischung darüber gießen. Mit Parmesan bestreuen.*
5. *Im Backofen bei 180 °C ca. 20 Minuten überbacken.*
6. *Eine Portion des Auflaufs verspeisen. Die zweite Portion für den nächsten Tag im Kühlschrank aufbewahren.*

	kcal	Fett (g)
Frühstück	211	5,3
Mittag	631	15,8
Abend	197	2,7
Snack 1	141	6,5
Snack 2	72	0,5

Frühstück | Knusper-Erdbeeren mit Milch

Zutaten:
- 200 g Erdbeeren
- 30 g Knuspermüsli
- 100 ml Milch 1,5 % Fett
- 1 Tasse Kaffee oder Tee
- 1 EL Milch 1,5 % Fett
- 1 TL Zucker

So wird's gemacht

1. *Erdbeeren waschen und halbieren. Mit Knuspermüsli und Milch vermengen. Kerne darüber streuen.*
2. *Dazu eine Tasse Kaffe oder Tee mit Milch und Zucker trinken.*

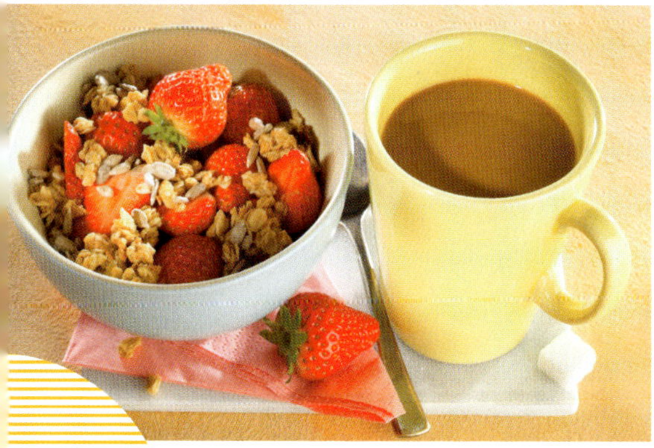

Tipp

- Statt 1 EL Milch = 1 TL Kondensmilch 4 % Fett
- Der Teelöffel Zucker für Kaffee oder Tee ist optional.
- Erdbeeren durch anderes Obst austauschen. Z.B. 1 kleiner Apfel, 1 kleine Birne, 200 g Brombeeren, 160 g Aprikosen, 190 g Himbeeren, 150 g Heidelbeeren, 120 g weiße oder Schwarze Johannisbeeren, 150 g rote Johannisbeeren, 100 g Mirabellen, 130 g Pflaumen, 110 g Süß- oder Sauerkirschen, 150 g Stachelbeeren oder 150 g Zwetschgen.

11. TAG

Snack 1 ■ 1/2 Salatgurke mit Kräutersalz

Mittagessen | Gemüse-Nudel-Auflauf

Zutaten: Zweite Portion Gemüse-Nudel-Auflauf vom Vortag.

So wird's gemacht

Auflauf erwärmen und genießen.

■ 25 g Fruchtgummi oder Lakritze oder Geleefrüchte **Snack 2**

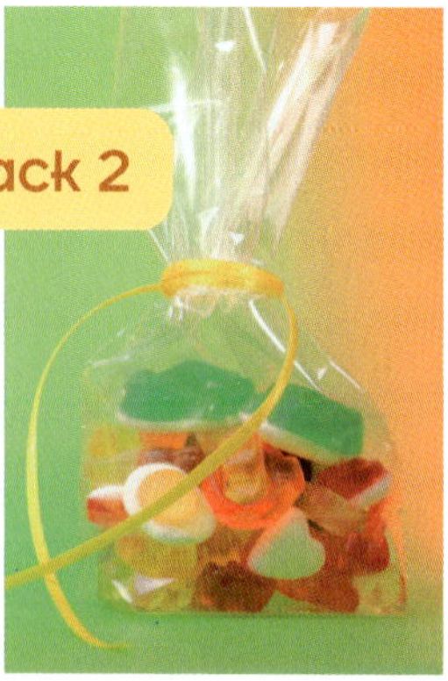

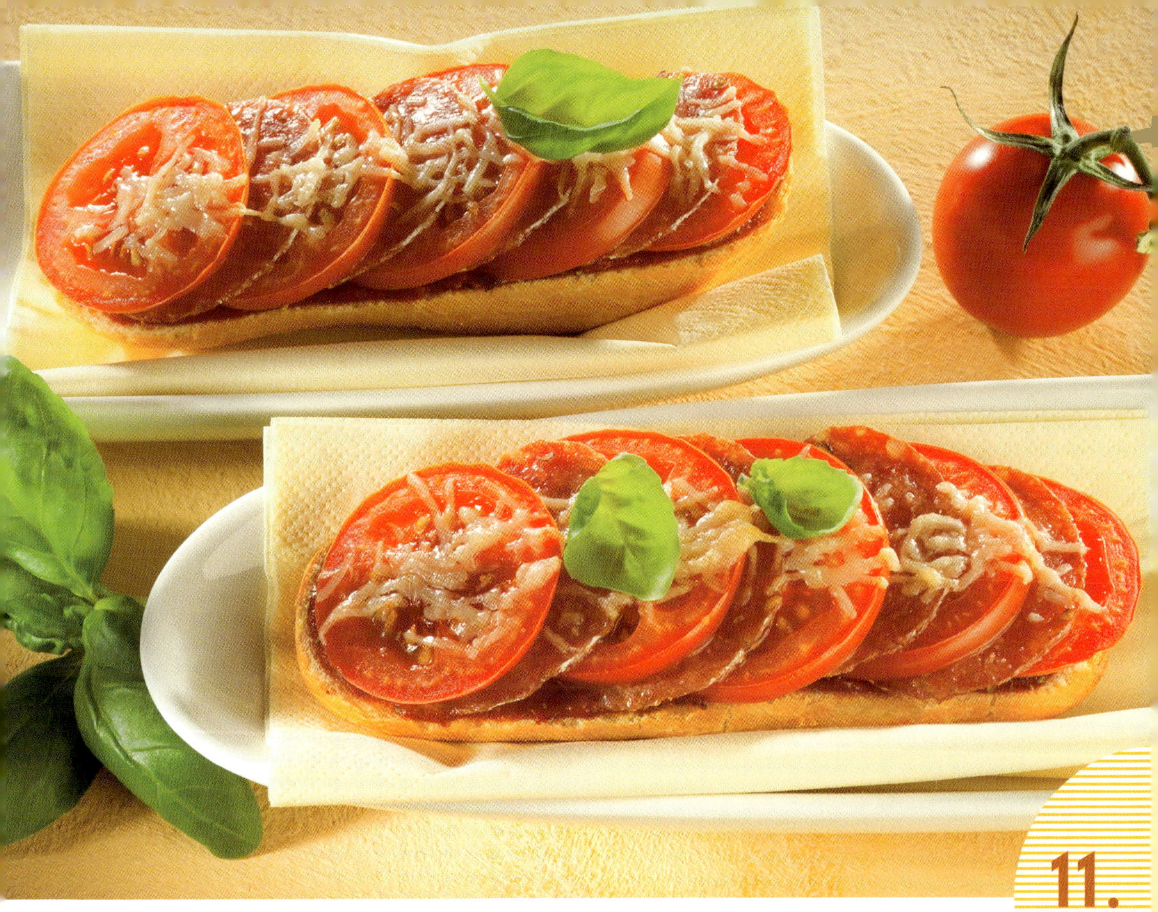

11. TAG

Abendessen | **Baguette italienisch**

Zutaten:

1 Brötchen
1 EL Tomatenmark
1 EL Tomatenketchup
Kräuter der Provence
2 Tomaten
30 g dünne Scheiben Salami, fettreduziert (17 %)
Kräutersalz
Pfeffer
1 TL Parmesan
Einige Basilikumblätter

So wird's gemacht

1. *Brötchen in zwei Hälften schneiden.*
2. *Beide Hälften mit Tomatenmark und Ketchup bestreichen. Kräuter der Provence darüber streuen.*
3. *Tomaten waschen, Strunk entfernen und in Scheiben schneiden. Die Baguette-Hälften mit Tomatenscheiben und Salami belegen. Salzen und Pfeffern.*
4. *Parmesan über die Baguettehälften streuen.*
5. *Im vorgeheizeten Backofen bei 180 °C ca. 5–10 Minuten überbacken.*
6. *Mit Basilikumblättern garnieren.*

	kcal	Fett (g)
Frühstück	254	6,8
Mittag	631	15,8
Abend	265	8,2
Snack 1	20	0,3
Snack 2	84	0,2

Frühstück | Brötchen mit Marmelade und Käse

Zutaten:

1 Mehrkornbrötchen
1 EL saure Sahne
10 % Fett i.Tr.
1 TL Marmelade
1 TL saure Sahne
10 % Fett i.Tr
1 Scheibe Käse
30 % Fell i.Tr. (30 g)
Paprika edelsüß

So wird's gemacht

1. *Brötchen in zwei Hälften teilen. Beide Hälften mit saurer Sahne bestreichen.*
2. *Eine Hälfte mit Marmelade bestreichen, die zweite Hälfte mit Käse belegen. Paprikapulver darüber streuen.*

Snack 1 ■ 1/2 Salatgurke mit Kräutersalz

12. TAG

Abendessen | Baked Beans (weiße Bohnen in Tomatensoße)

Zutaten:

15 g Salami,
fettreduzierte (17 %)
1 Dose Baked Beans
(ca. 400 g)
1 EL Tomatenketchup
etwas Oregano
1 Prise Chilipulver
1 Prise Zucker
Jodsalz
1 Scheibe
Toastbrot/Vollkorntoast

So wird's gemacht

1. *Salami in Streifen schneiden und in der heißen Pfanne kurz anbraten.*
2. *Baked Beans dazugeben, kurz aufkochen lassen.*
3. *Mit Tomatenketchup, Oregano, Chilipulver, Jodsalz und Zucker abschmecken.*
4. *Dazu getoastetes Toastbrot essen.*

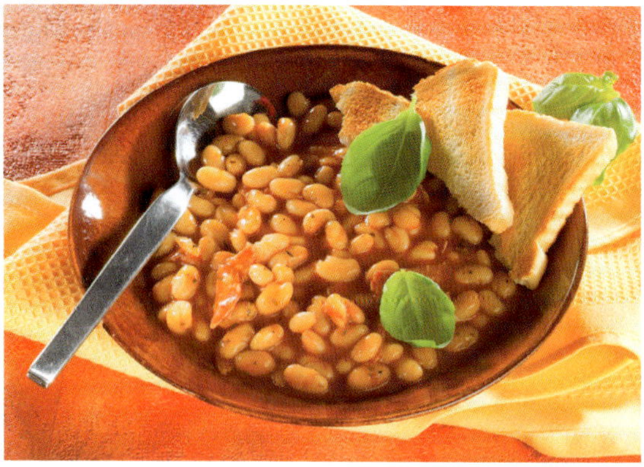

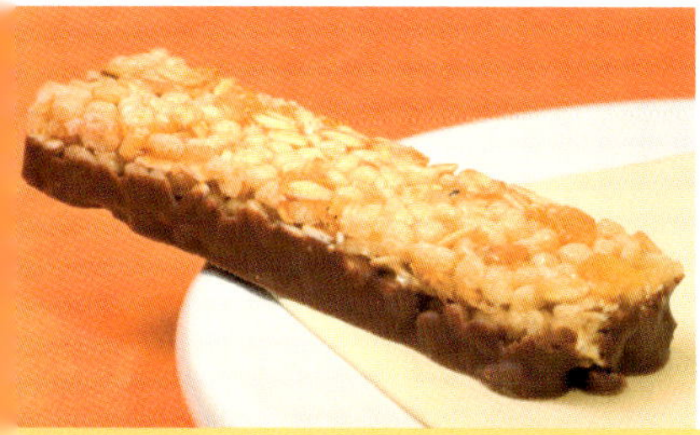

■ 1 Müsli- oder Früchteriegel
5 g Fett (25 g) **Snack 2**

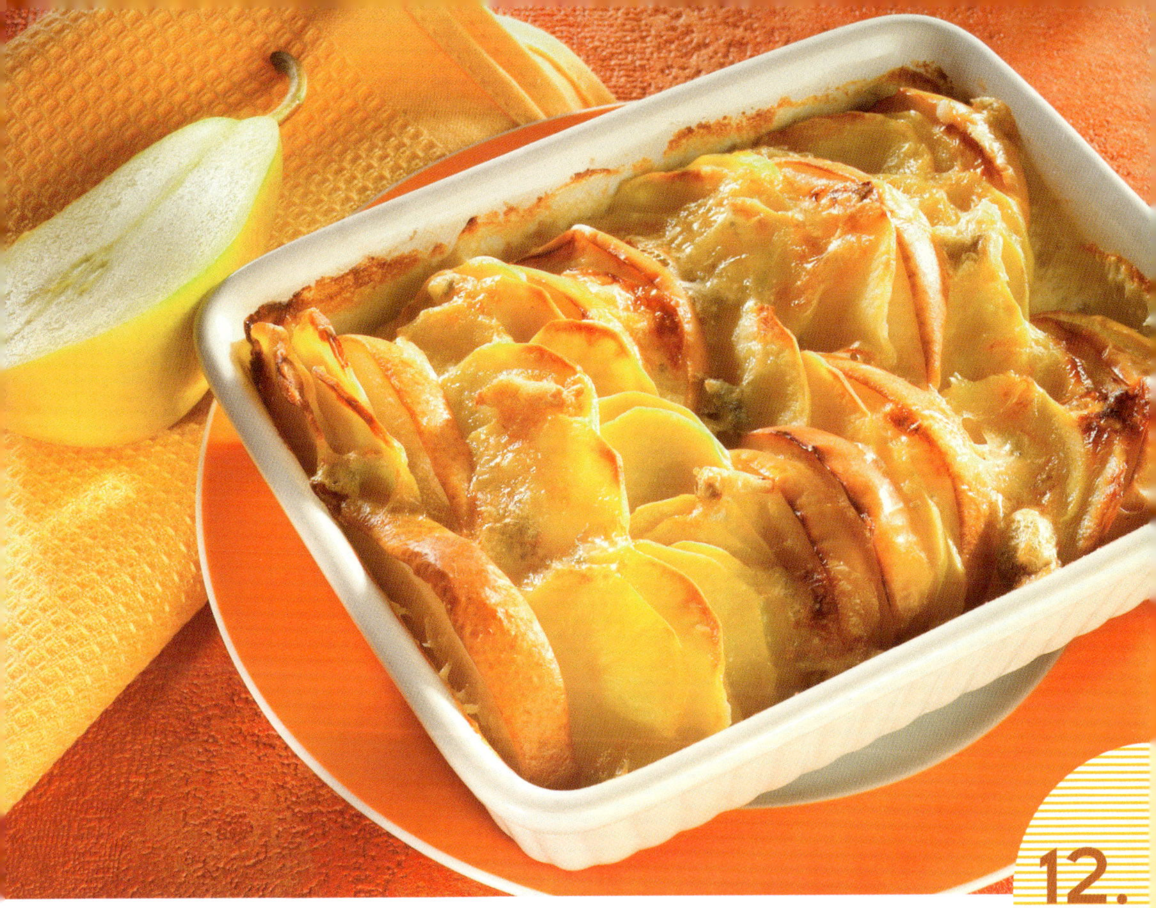

12. TAG

Mittagessen | Kartoffel-Apfel-Birnen-Auflauf

Zutaten:

1 kleine Birne
1 kleiner Apfel
200 g Kartoffeln
100 g Milch 1,5 % Fett
30 g Blauschimmelkäse
Jodsalz
Pfeffer

So wird's gemacht

1. *Birne und Apfel waschen und in Scheiben schneiden.*
2. *Kartoffeln waschen, schälen und in dünne Scheiben schneiden.*
3. *Birne, Apfel und Kartoffeln in einer Auflaufform schichten, salzen und pfeffern.*
4. *Blauschimmelkäse in Würfel schneiden, mit der Milch verquirlen und über den Auflauf gießen.*
5. *Im Ofen bei 180 °C ca. 30–35 Minuten backen.*

	kcal	Fett (g)
Frühstück	283	7,2
Mittag	396	11,6
Abend	382	5,6
Snack 1	20	0,3
Snack 2	94	4,7

Frühstück | Eibrötchen mit Senf

Zutaten:

1 Hühnerei
1 Vollkornbrötchen
1 TL Senf
Schnittlauch
50 g Honiggurke

So wird's gemacht

1. *Das Hühnerei ca. 6 Minuten kochen, bis das Eigelb hart ist.*
2. *Brötchen aufschneiden, beide Hälften mit Senf bestreichen.*
3. *Ei in Scheiben schneiden, Brötchenhälften belegen und mit Schnittlauchröllchen betreuen.*
4. *Dazu Honiggurke essen.*

Tipp

- Statt 1 Scheibe Toastbrot wählen Sie: 1 Scheibe Knäckebrot

Snack 1 ■ 1 Rosinenbrötchen

13. TAG

Abendessen | Tomatensalat mit Toast

Zutaten:

2 große Tomaten
1 Zwiebel
1 TL Rapsöl
1 Tütchen Salatkräuter Tomate/Zwiebel
Prise Zucker
5 EL Wasser
1 Scheibe Vollkorntoast

So wird's gemacht

1. *Tomaten waschen, Strunk entfernen und in Scheiben schneiden.*
2. *Zwiebel schälen und in feine Ringe schneiden.*
3. *Salatkräuter mit Wasser, Prise Zucker und Rapsöl vermengen und über den Tomatensalat geben.*
4. *Scheibe Toast toasten und dazu verspeisen.*

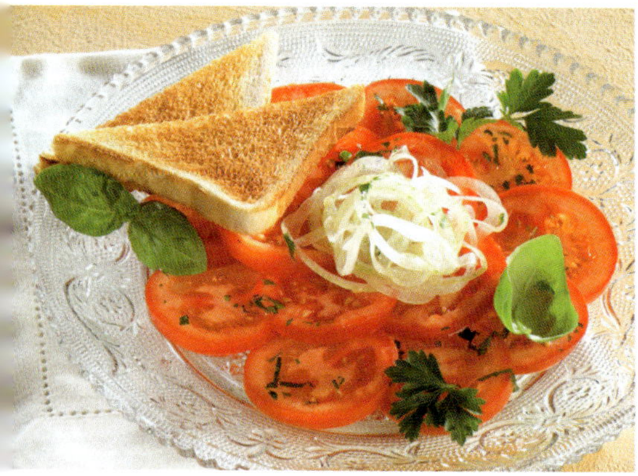

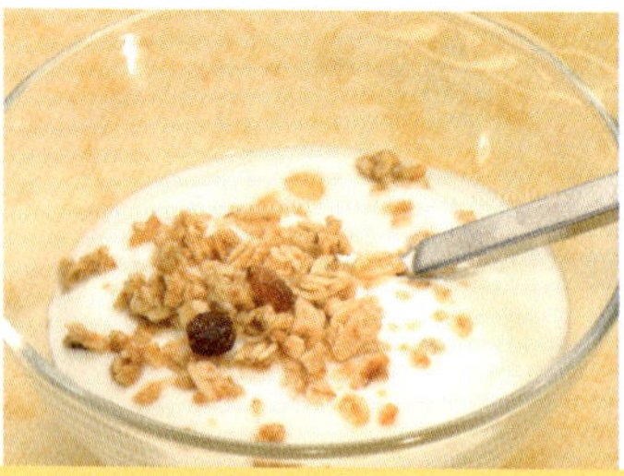

Snack 2 **Zutaten:**

1 Becher Naturjoghurt 1,5 % Fett
1 TL Knuspermüsli

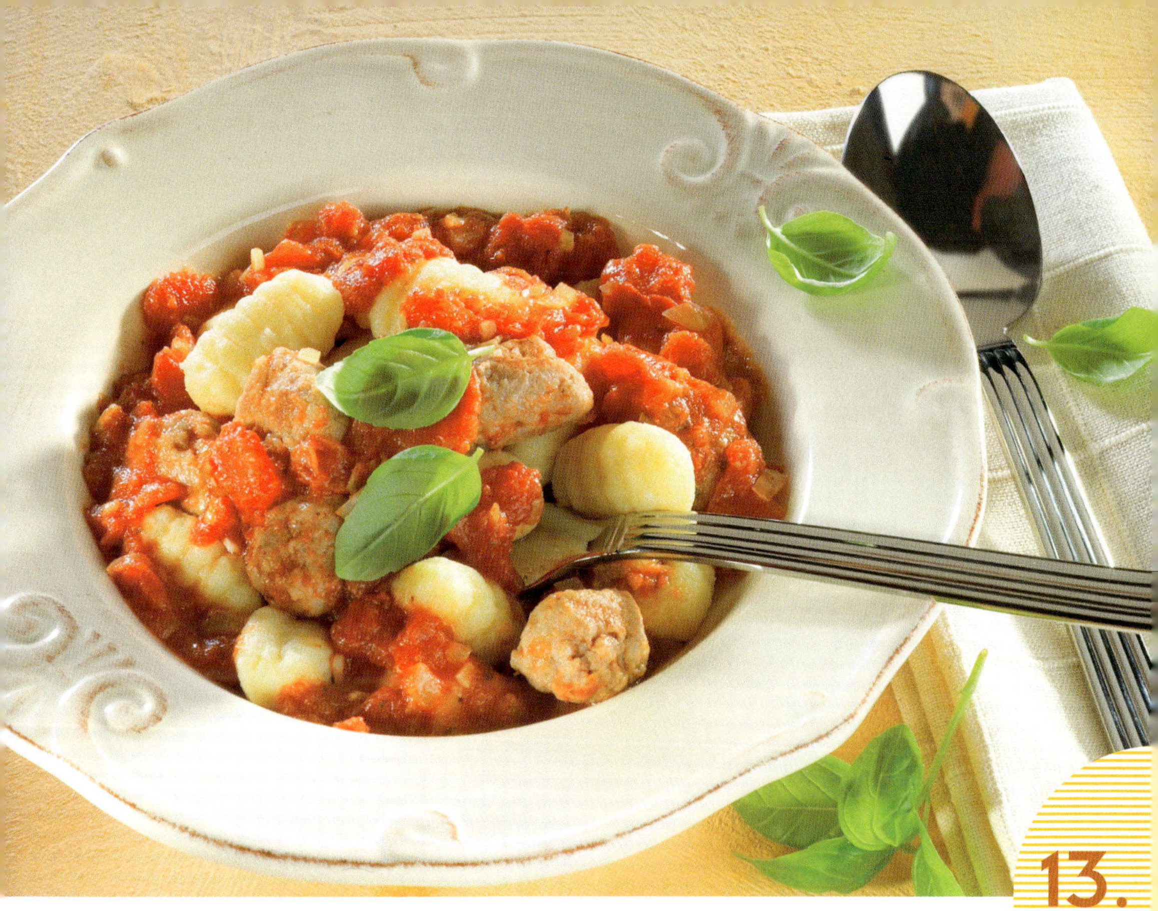

13. TAG

Mittagessen | Gnocchi in Tomatensoße mit Fleischbällchen (2 Portionen)

Zutaten:

2 Zwiebeln
1 Knoblauchzehe
2 Geflügelbratwürste à 100 g (ca. 8 % Fett)
1 Packung Fertigsoße Tomate mit Kräutern à 370 g
1 Packung frische Gnocchi (400 g)
Jodsalz/Kräutersalz
Pfeffer
einige Basilikumblätter

So wird's gemacht

1. *Zwiebeln und Knoblauch pellen und würfeln.*
2. *Die Pelle von der Geflügelbratwurst entfernen und aus der Füllung kleine Klößchen formen.*
3. *Ein Topf mit reichlich Salzwasser für die Gnocchi aufsetzen.*
4. *Pfanne erhitzen und Klößchen kräftig braten. Öl ist zum Braten nicht nötig, da im Wurstbrät reichlich Fett versteckt ist.*
5. *Zwiebeln und Knoblauch zufügen, glasig dünsten. Tomatensoße dazugeben, kurz aufkochen lassen.*
6. *Gnocchi ins kochende Salzwasser geben. Hitze sofort reduzieren und 2 Minuten ziehen lassen. Abgießen.*
7. *Tomatensoße mit Jodsalz und Pfeffer abschmecken und über die Gnocchi gießen. Mit Basilikum garnieren.*
8. *Eine Portion Gnocchi verspeisen und die zweite Portion für den nächsten Tag im Kühlschrank aufbewahren.*

	kcal	Fett (g)
Frühstück	228	7,1
Mittag	601	12,7
Abend	143	5,3
Snack 1	114	0,6
Snack 2	89	2,9

Frühstück | Knusperheidelbeeren mit Joghurt

Zutaten:
30 g Knuspermüsli
150 g TK-Heidelbeeren
100 g Joghurt 1,5 % Fett

So wird's gemacht
Heidelbeeren etwas antauen und mit den übrigen Zutaten vermengen.

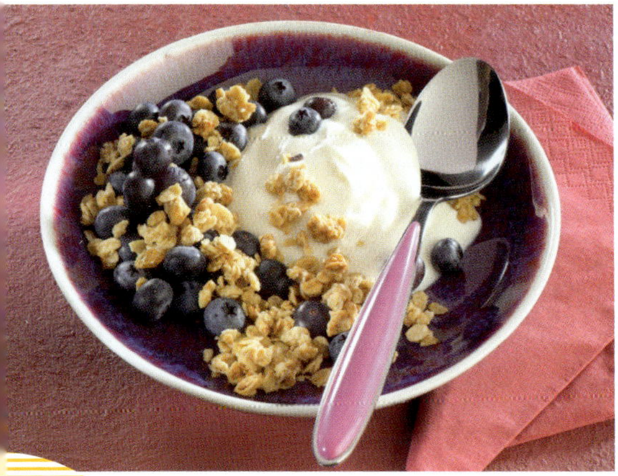

Tipp

- Heidelbeeren durch anderes Obst austauschen. Z.B. 1 kleiner Apfel, 1 kleine Birne, 200 g Brombeeren, 160 g Aprikosen, 200 g Erdbeeren, 190 g Himbeeren, 120 g weiße oder schwarze Johannisbeeren, 150 g rote Johannisbeeren, 100 g Mirabellen, 130 g Pflaumen, 110 g Süß- oder Sauerkirschen, 150 g Stachelbeeren oder 150 g Zwetschgen.

14. TAG

Snack 1

- 25 g Lakritze oder Fruchtgummi oder Geleefrüchte

Mittagessen | Gnocchi in Tomatensoße mit Fleischbällchen

Zutaten:
Zweite Portion Gnocchi vom Vortag.

So wird's gemacht
Gnocchi aufwärmen und verspeisen.

Snack 2

- Heidelbeereis

Zutaten:
100 g TK-Heidelbeeren
1 Päckchen Vanillezucker
1 Becher Naturjoghurt 3,5 % Fett

So wird's gemacht:
Tiefgekühlte Heidelbeeren mit den übrigen Zutaten im Mixer oder mit dem Pürierstab schnell verarbeiten.

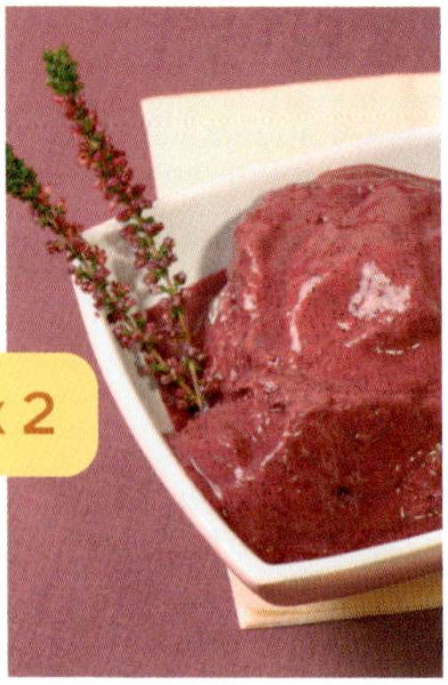

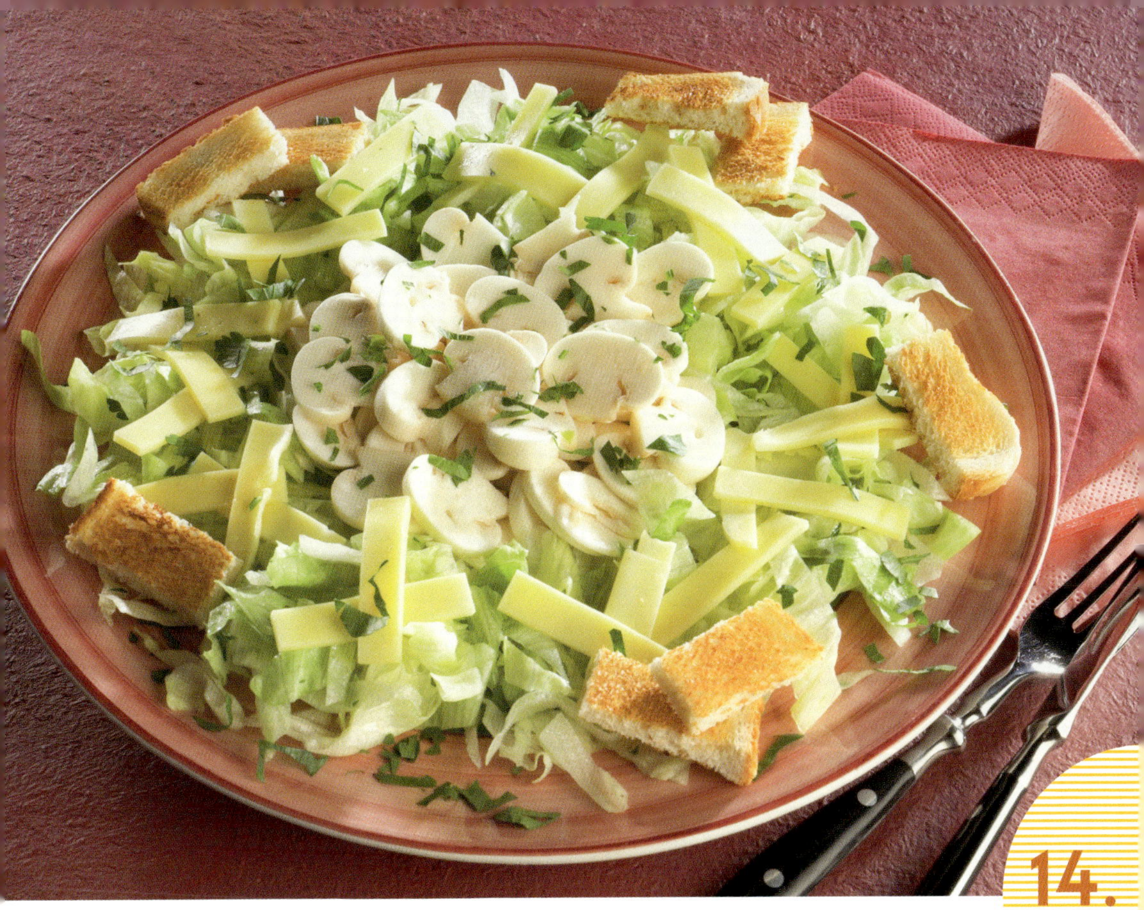

14. TAG

Abendessen | Eisbergsalat mit Champignons (2 Portionen)

Zutaten:

1 kleiner Kopf Eisbergsalat
100 g Champignons
1 Scheibe Käse
30 % Fett i.Tr. (30 g)
1 Knoblauchzehe
1 TL Rapsöl
1 Prise Zucker
1 Tüte Salatkräuter
1 Scheibe Vollkorntoast

So wird's gemacht

1. *Den Strunk vom Eisbergsalat entfernen. Salat in Streifen schneiden. Waschen und trocken schleudern.*
2. *Champignons putzen und in Scheiben oder Viertel schneiden.*
3. *Käse in Streifen schneiden.*
4. *Knoblauchzehe pellen, pressen. Mit Wasser, Rapsöl und Salatkräuter vermengen.*
5. *Salat mit Champignons und Käse anrichten, Dressing darüber träufeln.*
6. *Das Toastbrot dazu essen.*

	kcal	Fett (g)
Frühstück	229	6,6
Mittag	601	12,7
Abend	223	10,1
Snack 1	84	0,2
Snack 2	142	4,4

Ihre Einkaufsliste für Woche 3

Das müssen Sie für die 3. Woche einkaufen:

Brot, Brötchen, Gebäck, Süßes
(Reste einfrieren und bei Bedarf auftauen)

- *Grau- oder Vollkorn- oder Mehrkornbrot, 2 Scheiben*
- *Toast- oder Vollkorntoast, 1 kleine Packung*
- *Baguettebrötchen, 1 Stück*
- *Vollkorn- oder Mehrkornbrötchen, 2 Stück*
- *Rosinenbrötchen, 1 Stück*
- *Lakritze, Fruchtgummi oder Geleefrüchte, 100 g*
- *Schokolade (30 g), 3 Stück z.B. Überraschungsei, Duplo, Hanuta, Twix, Milky-Way oder Kinderriegel, 40 g Schokolinsen oder Smarties, 1 Stück Yes-Törtchen oder 2 Schokoküsse*
- *Baiser, Marshmallows oder Buchstabenkekse, 1 Tüte (100 g)*

Milch- und Milchprodukte, Käse

- *Milch (1,5 % Fett), 1 1/2 Liter*
- *Buttermilch (1,5 % Fett), 250 ml*
- *Saure Sahne (10 % Fett), 1 Becher*
- *Früchtejoghurt (1,5 % Fett), 1 Becher (200 g)*
- *Quark 20 % Fett i.Tr., 1 Packung*
- *Schmelzkäse max. 30 % Fett i.Tr., 1 Ecke*
- *1 Kugel Mozzarella light, 125 g*
- *Käse (30 % Fett i. Tr.), im Stück (150 g) oder 2 Scheiben (60 g) + 90 g geraspelt*
- *Parmesan geraspelt 80 g*
- *Salatmayonnaise (max. 25 % Fett), 1 kleines Glas*

Fleisch, Fisch, Eier

- Kochschinken ohne Fettrand, 1 Scheibe à 30 g
- Fischfilet (Seelachs, Rotbarsch, Kabeljau), 150 g
- Hühnerei, 2 Stück
- Geflügelwürstchen max. 20 % Fett, 1 Stück
- Rinderhackfleisch 125 g
- Tatar 225 g

Obst und Gemüse + Kräuter

- Apfel, 1 Stück
- Birne, 1 Stück
- Erdbeeren frisch oder TK, 250 g
- Himbeeren frisch oder TK, 100 g
- Süß- oder Sauerkirschen frisch, 125 g
- Champignons frisch oder TK, 150 g
- Frühlingszwiebeln, 1/2 Bund
- Kürbis Hokkaido, 500 g
- Paprikaschoten rot, 4 Stück
- Rosenkohl frisch oder TK, 150 g
- Tomaten, 5 Stück

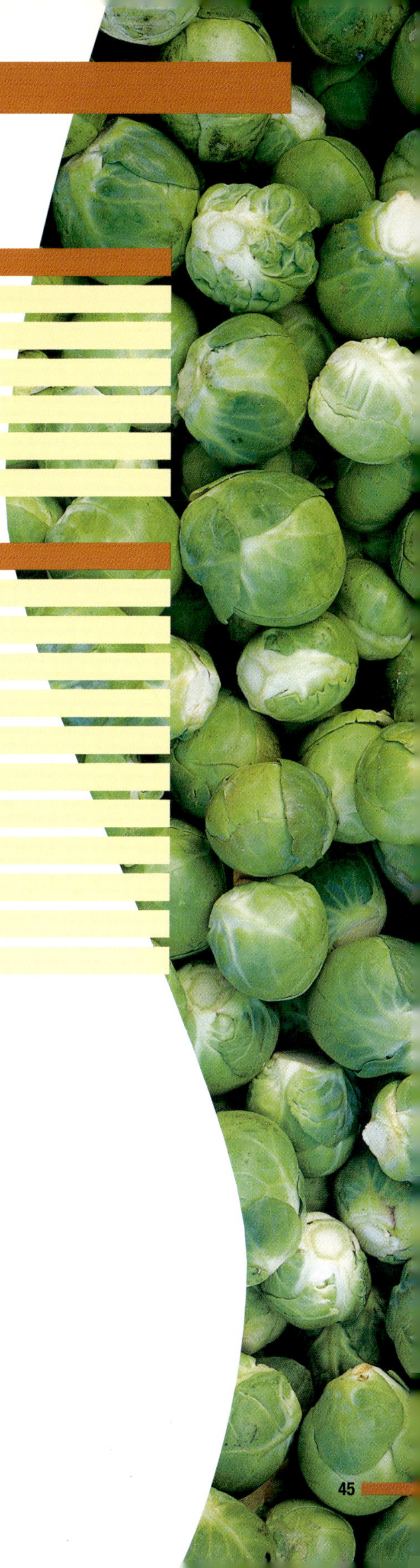

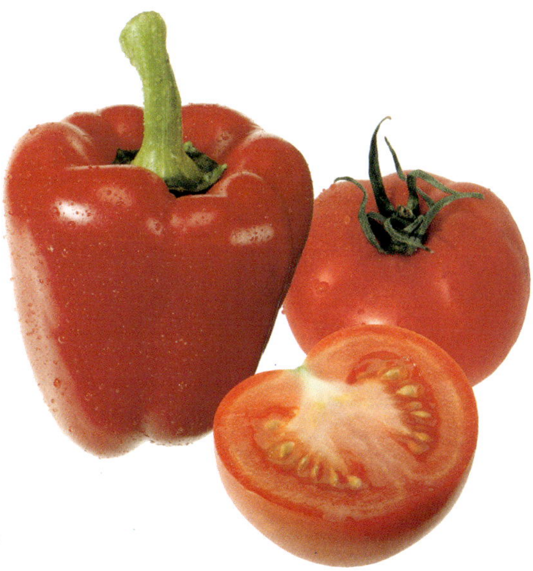

Frühstück | Joghurtmüsli mit Apfel

Zutaten:
1 Apfel
20 g Haferflocken
15 g Cornflakes mit Honig geröstet
1 Becher Joghurt mit Früchten 1,5 % Fett
1 TL Kürbiskerne

So wird's gemacht

Apfel waschen, nach Bedarf schälen und in kleine Stücke schneiden. Mit den übrigen Zutaten vermengen.

Snack 1 ■ 1 Rosinenbrötchen

Tipp

- Die Kürbiskerne in der heißen Pfanne kurz anrösten.
- Apfel können Sie durch anderes Obst austauschen: Z.B. 1 Birne, 200 g Aprikosen, 250 g Brombeeren, 250 g Erdbeeren, 200 g Himbeeren, 170 g Heidelbeeren, 140 g weiße oder schwarze Johannisbeeren, 170 g rote Johannisbeeren, 120 g Mirabellen, 150 g Pflaumen, 125 g Süß- oder Sauerkirschen, 170 g Stachelbeeren oder 180 g Zwetschgen.

15. TAG

Mittagessen | Hackfleischbrötchen

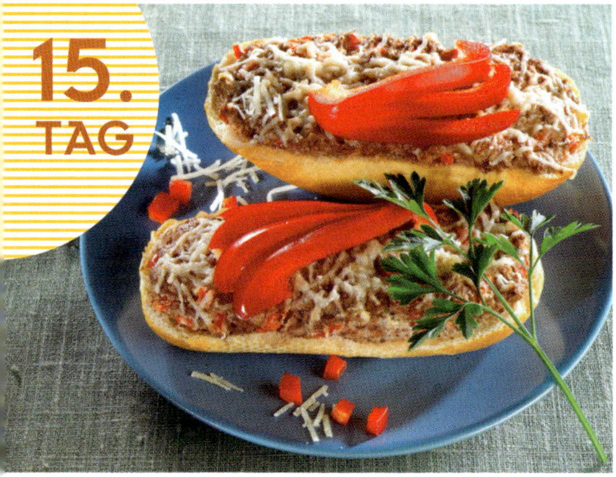

So wird's gemacht

1. *Baguettebrötchen aufschneiden.*
2. *Paprika waschen, Kerne entfernen und in feine Würfel schneiden.*
3. *Tatar mit Quark, Pfeffer, Salz und Paprika vermengen. Kräftig abschmecken und evtl. für etwas mehr Schärfe, 1 Prise Chilipulver dazu geben.*
4. *Tatar und Paprikawürfel vermengen und auf die beiden Brötchenhälften verstreichen. Mit Parmesan bestreuen.*
5. *Im Backofen bei 180 °C ca. 25 Minuten backen.*
6. *In der Zwischenzeit Kartoffeln waschen und in wenig Salzwasser kochen. Abgießen und abkühlen lassen. Für den Kartoffelsalat am Abend kalt stellen.*

Zutaten:
1 Baguettebrötchen
1 kleine rote Paprika
100 g Tatar
1 EL Quark, 20 % Fett
Pfeffer
Jodsalz
Rosenpaprika
etwas Chilipulver
2 EL frischen Parmesan, gerieben
400 g Kartoffeln

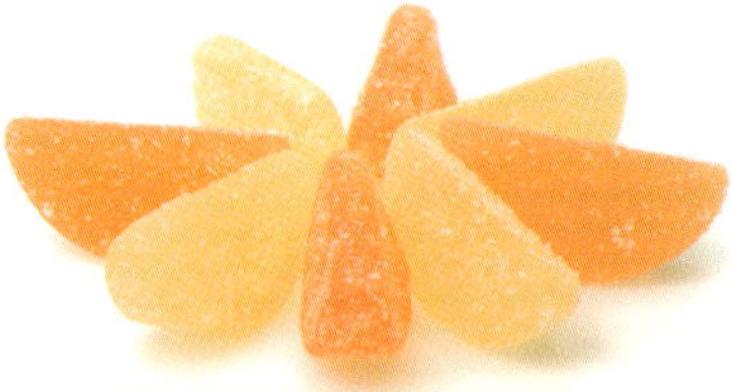

Snack 2 ■ 25 g Geleefrüchte oder Fruchtgummi oder Lakritze

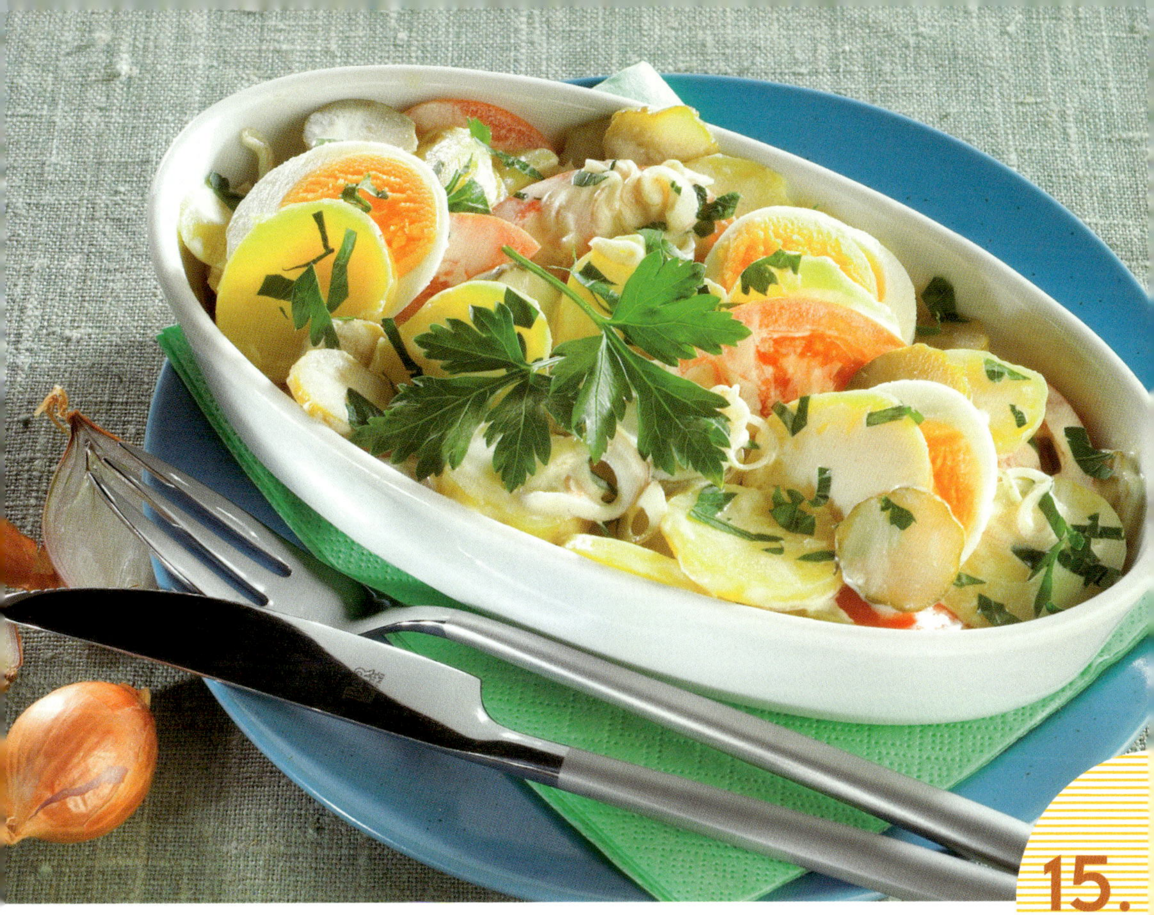

15. TAG

Abendessen | Kartoffelsalat (2 Portionen)

Zutaten:

1 Ei
400 g Pell-Kartoffeln
60 g Gewürzgurken
120 g Tomaten
2 Schalotten
2 EL Salatmayonnaise, 60 g (max. 25 % Fett)
6 EL Milch 1,5 % Fett
etwas Gurkenwasser
1 EL Senf
Jodsalz
1 TL Zucker
frische Petersilie

So wird's gemacht

1. *Ei hart kochen, abkühlen, pellen und in Scheiben oder Würfel schneiden.*
2. *Kartoffeln pellen, in Scheiben schneiden.*
3. *Gewürzgurken in feine Scheiben schneiden. Tomaten waschen, Strunk entfernen, in Scheiben schneiden. Schalotten pellen und in Ringe schneiden.*
4. *Mayonnaise, Milch, Senf, Pfeffer und Jodsalz verrühren und kräftig abschmecken. Evtl. etwas Gurkenwasser dazugeben.*
5. *Mayonnaise mit Kartoffeln, Gurken, Tomaten, Schalotten und Ei verrühren, mit Petersilie bestreuen.*
6. *Eine Portion verspeisen und die zweite Portion für den nächsten Tag im Kühlschrank aufbewahren.*

	kcal	Fett (g)
Frühstück	348	4,5
Mittag	407	11,9
Abend	319	15,1
Snack 1	114	0,6
Snack 2	82	0,4

16. TAG

Frühstück | Erdbeer-Knuspermüsli

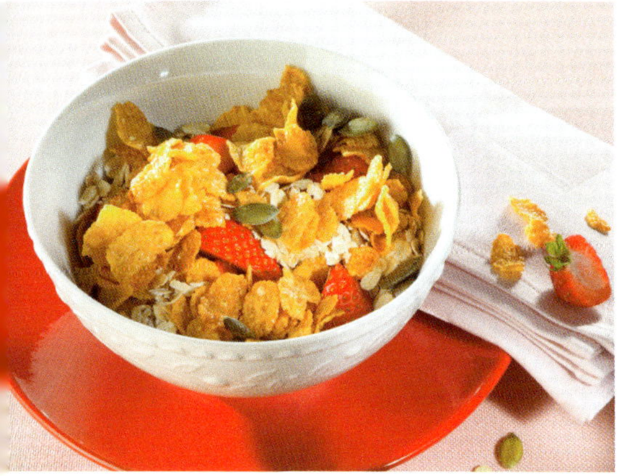

So wird's gemacht

1. Erdbeeren waschen und in Viertel schneiden. Mit den übrigen Zutaten vermengen.

2. Dazu Kaffee oder Tee mit Milch und Zucker trinken.

Tipp

- Erdbeeren durch anderes Obst austauschen. Z.B. 120 g Aprikosen, 1 kleiner Apfel, 1 kleine Birne, 150 g Brombeeren, 150 g Himbeeren, 100 g Heidelbeeren, 80 g weiße oder schwarze Johannisbeeren, 100 g rote Johannisbeeren, 70 g Mirabellen, 100 g Pflaumen, 80 g Süß- oder Sauerkirschen, 100 g Stachelbeeren oder 110 g Zwetschgen.
- Die Kürbiskerne in der heißen Pfanne kurz anrösten.
- Statt 1 EL Milch = 1 TL Kondensmilch 4 % Fett
- Der Teelöffel Zucker für Kaffee oder Tee ist optional.

Zutaten:

150 g Erdbeeren
20 g Haferflocken
15 g Cornflakes mit Honig geröstet
100 ml Milch 1,5 % Fett
1 TL Kürbiskerne
1 Tasse Kaffee oder Tee
1 EL Milch 1,5 % Fett
1 TL Zucker

Snack 1 — 1 Schokoriegel nach Geschmack

Abendessen | Kartoffelsalat

Zutaten: 2. Portion vom Vortag

So wird's gemacht

Zweite Portion Kartoffelsalat verspeisen.

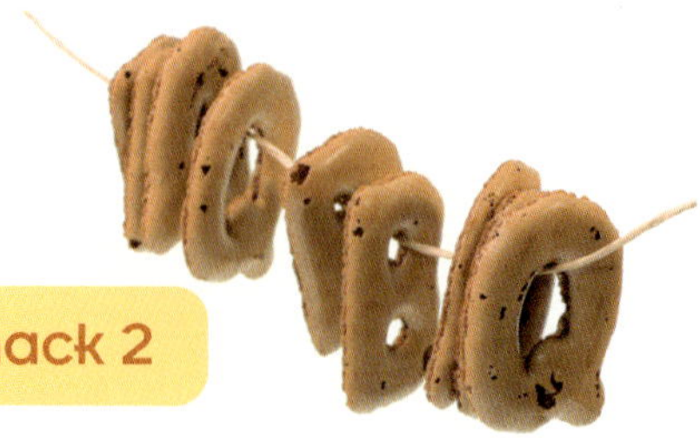

Snack 2 — 50 g Baiser oder Buchstabenkekse oder Marshmallows

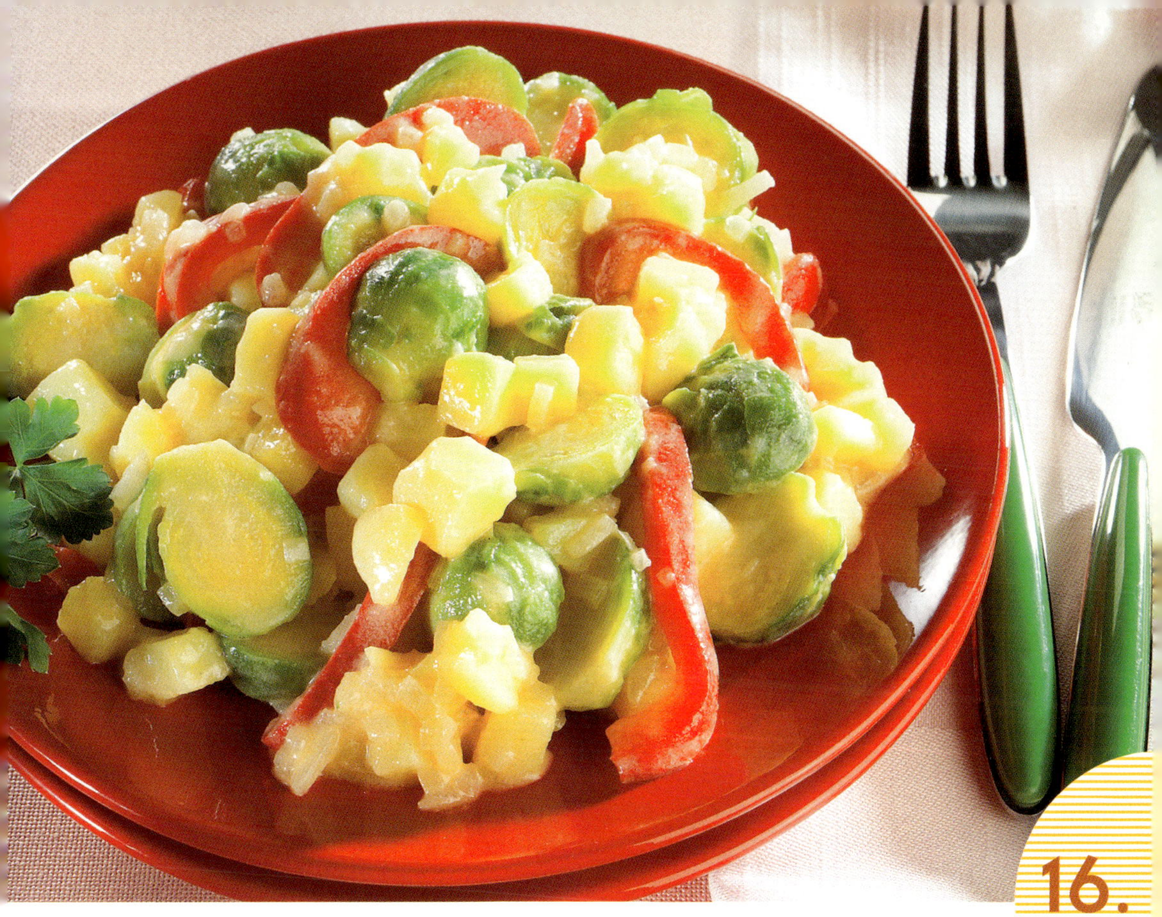

16. TAG

Mittagessen | Rosenkohlragout

Zutaten:

1 Zwiebel
1 TL Rapsöl
125 ml Gemüsebrühe
150 g Rosenkohl
150 g Kartoffeln
1 rote Paprika
Jodsalz
Pfeffer
1 EL Saure Sahne
frische Petersilie

So wird's gemacht

1. *Zwiebel pellen und in feine Würfel schneiden.*
2. *Kartoffeln waschen, schälen und in große Würfel schneiden.*
3. *Rosenkohl waschen, putzen und halbieren. Paprika waschen, Kerne entfernen und in Streifen schneiden.*
4. *Rapsöl in der Pfanne erhitzen, Zwiebelwürfel darin glasig braten. Hitze reduzieren, mit der Gemüsebrühe ablöschen.*
5. *Kartoffelwürfel und Rosenkohl dazugeben, ca. 10 Minuten bei geschlossenem Deckel dünsten.*
6. *Die letzten zwei Minuten Paprika dazugeben.*
7. *Mit Pfeffer und Jodsalz abschmecken. Saure Sahne unterrühren und mit frisch gehackter Petersilie bestreuen.*

	kcal	Fett (g)
Frühstück	280	6,4
Mittag	330	10,7
Abend	243	9,2
Snack 1	141	6,5
Snack 2	182	0,5

17. TAG

Frühstück | Schnittlauchbrötchen mit Ei

Zutaten:

1 Hühnerei
1 Mehrkornbrötchen
2 TL Senf
frischen Schnittlauch
100 g Gewürzgurken

So wird's gemacht

1. Hühnerei kochen bis das Eigelb hart ist. Abkühlen, pellen und in Scheiben schneiden.
2. Brötchen aufschneiden, beide Hälften mit Senf bestreichen und mit Eischeiben belegen.
3. Mit Schnittlauchröllchen bestreuen.
4. Dazu Gewürzgurken essen.

Snack 1 ■ 1 Birne oder Obst nach Wahl

Abendessen | Kürbissuppe mit Curry (2 Portionen)

Zutaten:

1 Zwiebel
1 TL Rapsöl oder Sesamöl
500 g Kürbis, Hokkaido
150 g Kartoffeln
100 ml Gemüsebrühe oder Rinderbrühe
150 ml Milch 1,5 % Fett
1/2 TL Curry
gekörnte Gemüsebrühe
Jodsalz
Pfeffer
1 TL Kürbiskerne
1 Scheibe Toastbrot

So wird's gemacht

1. Zwiebel schälen, in Würfel schneiden.
2. Kürbis in große Würfel schneiden. Der Hokkaido muss nicht geschält werden. Kartoffeln waschen und in Würfel schneiden.
3. Öl in die heiße Pfanne geben, Zwiebel darin glasig braten. Kürbis- und Kartoffelwürfel dazugeben. Kurz anschmoren.
4. Mit Gemüsebrühe und Milch aufgießen, so dass die Kürbis- und Kartoffelwürfel fast bedeckt sind. Ca. 10 Minuten bei kleiner Hitze kochen lassen.
5. Mit dem Pürierstab das Gemüse fein pürieren und mit Curry, Gemüsebrühe, Jodsalz und Pfeffer abschmecken.
6. Kürbiskerne kurz anrösten.
7. Halbe Portion Suppe in einen Suppenteller füllen, mit einigen Kürbiskernen bestreuen.
8. Toastbrot toasten und dazu verspeisen.
9. Die Zweite Portion Suppe und restliche Kürbiskerne für den nächsten Tag im Kühlschrank aufbewahren.

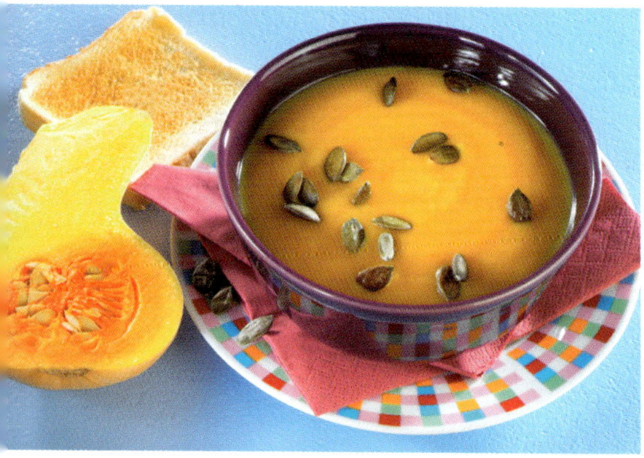

■ 1 Schokoriegel (30 g) **Snack 2**

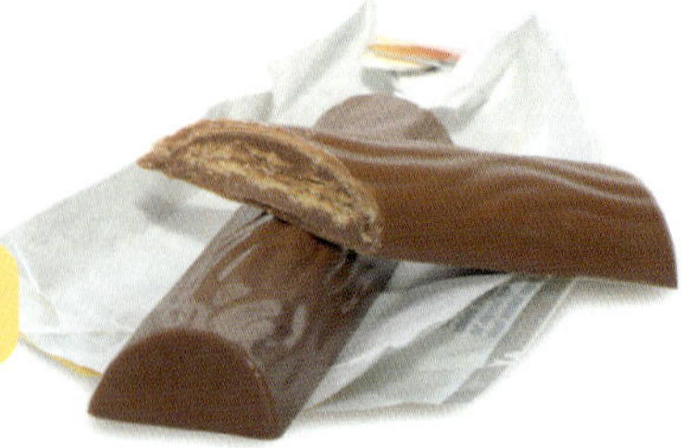

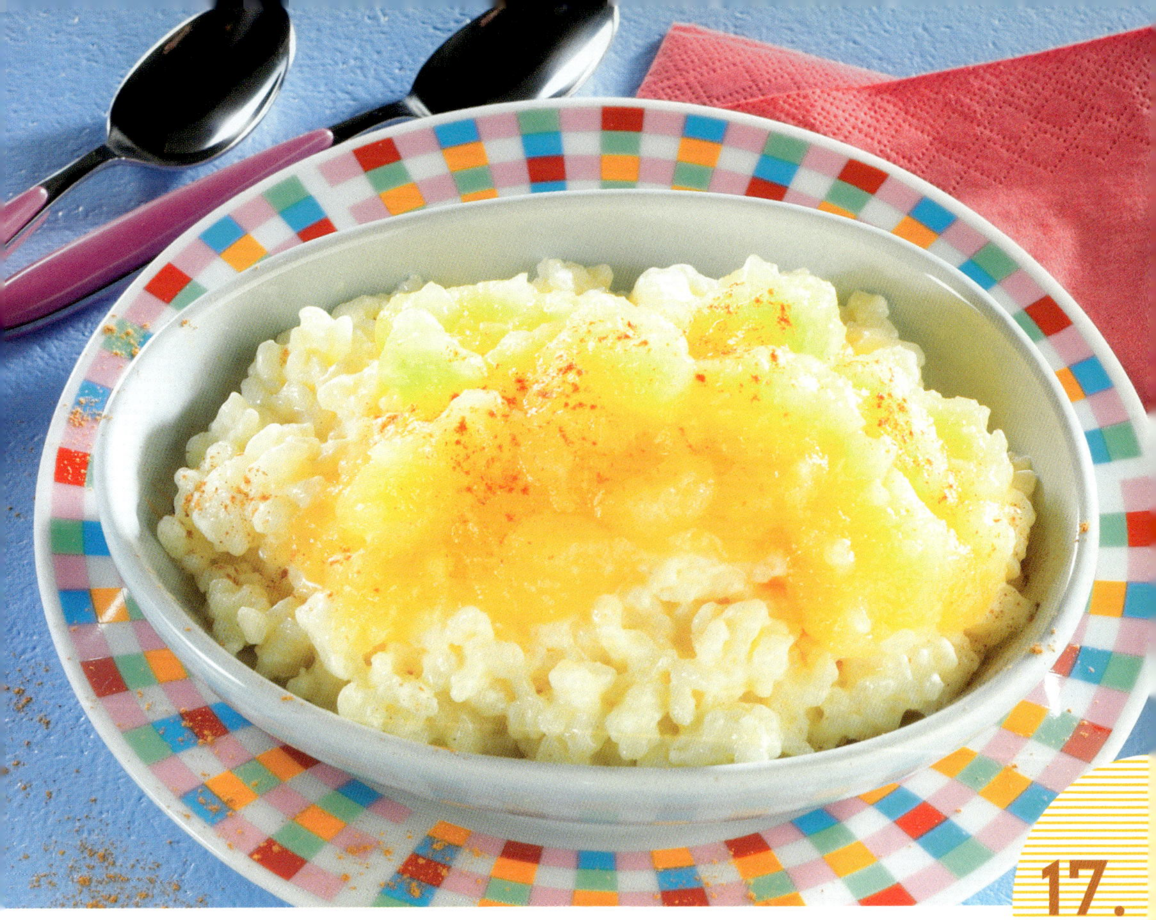

17. TAG

Mittagessen | Milchreis mit Apfelmus

Zutaten:

400 ml Milch 1,5 % Fett
1 TL Zucker
1 TL Halbfett-Butter
1 Prise Zitronenschale, gerieben
1 Prise Salz
100 g Milchreis (Rundkornreis)
100 g Apfelmus (Fertigprodukt)
Zimt

So wird's gemacht

1. *Milch, Zucker, Zitronenschale, Halbfett-Butter und Salz in einen hohen Topf geben und aufkochen.*
2. *Milchreis dazu geben und Hitze reduzieren. Gut umrühren. Bei kleiner Hitze ca. 20 Minuten bei geschlossenem Deckel garen.*
3. *2/3 der Menge auf einen Teller füllen, darüber das Apfelmus geben. Mit Zimt bestreuen.*
4. *Restliche Portion in ein Schälchen füllen und für den nächsten Tag im Kühlschrank aufbewahren.*

	kcal	Fett (g)
Frühstück	241	6,9
Mittag	453	6,7
Abend	248	6,9
Snack 1	73	0,4
Snack 2	141	6,5

18. TAG

Frühstück | Vollkornbrötchen mit Quark

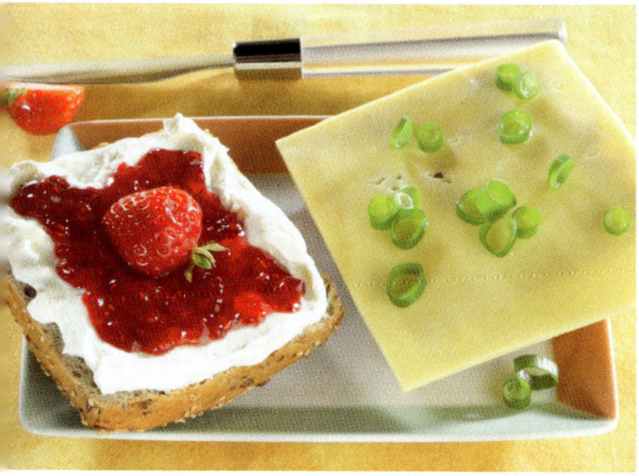

So wird's gemacht

Brötchen aufschneiden, beide Hälften mit Quark bestreichen. Eine Hälfte mit Käse und die Zweite mit süßem Aufstrich nach Wahl bestreichen.

Zutaten:
1 Vollkornbrötchen
1 Scheibe Käse 30 % Fett i.Tr. (30 g)
1 EL Quark 20 % Fett i.Tr.
1 TL Marmelade

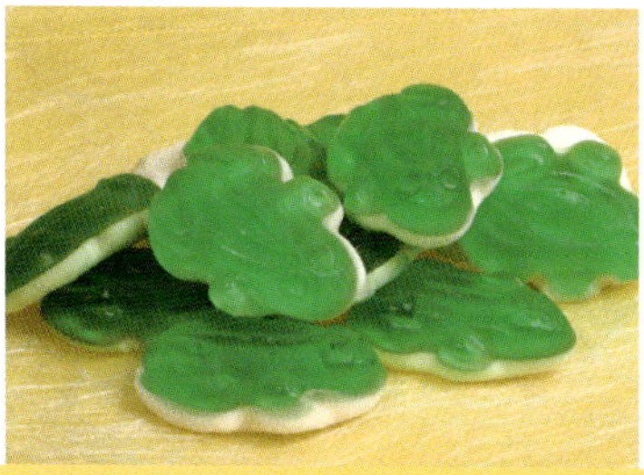

Snack 1 ■ 25 g Geleefrüchte oder Fruchtgummi oder Lakritze

Abendessen | Kürbissuppe mit Curry

Zutaten:
2. Portion Kürbissuppe vom Vortag.

1. Portion Kürbissuppe erwärmen.
2. Kürbiskerne darüber streuen.

■ 2. Portion Milchreis vom Vortag + 30 g Apfelmus und Zimt **Snack 2**

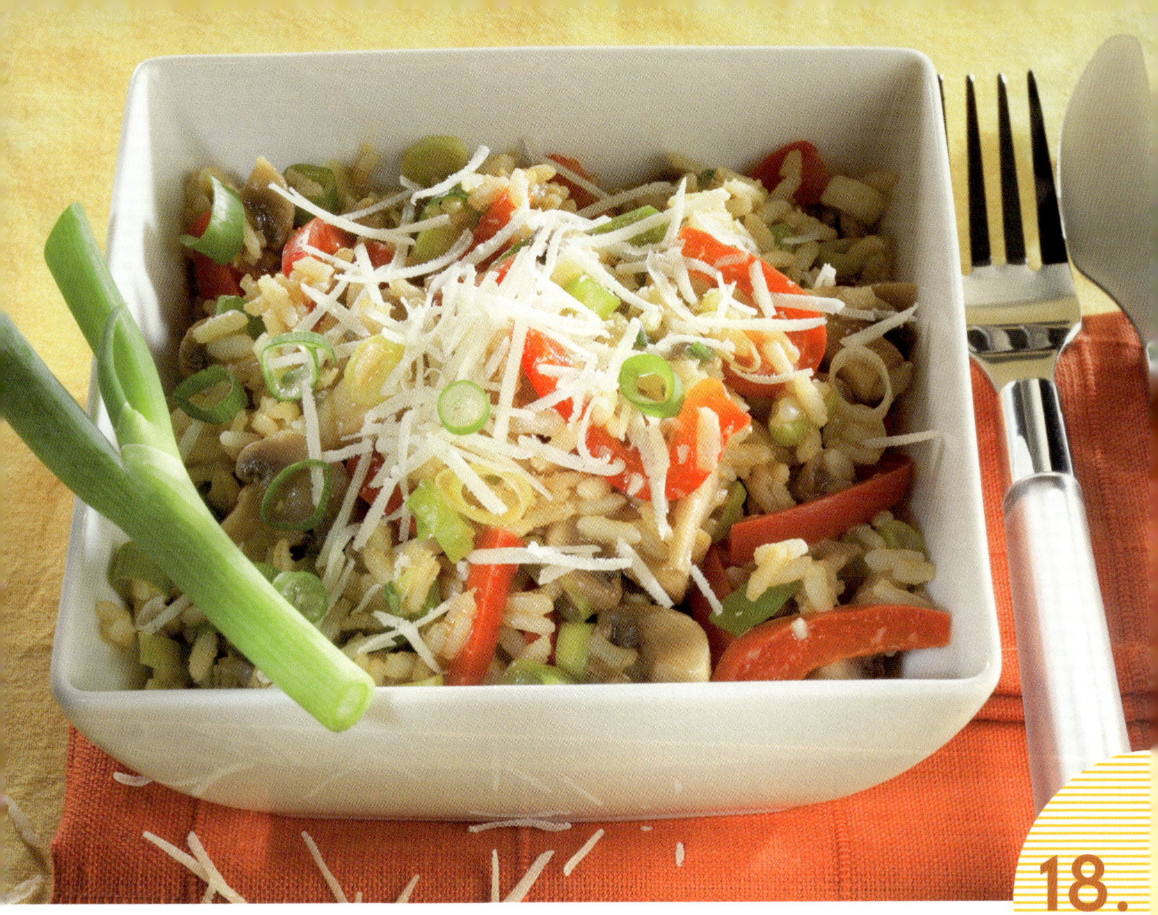

18. TAG

Mittagessen | Buntes Reisrisotto

Zutaten:

1/2 Bund Frühlingszwiebeln
1 TL Rapsöl
50 g Naturreis
120 ml Gemüsebrühe
150 g Champignons
1 Knoblauchzehe
1 Scheibe Käse, 30 % Fett i.Tr. (30 g)
oder 1 EL Parmesan
1 rote Paprika
Jodsalz
Pfeffer
Kräuter nach Wahl

So wird's gemacht

1. *Frühlingszwiebeln waschen, in Scheiben schneiden und im heißen Rapsöl andünsten. Naturreis und Gemüsebrühe dazugeben. Kurz aufkochen lassen, Hitze reduzieren und bei geschlossenem Deckel ca. 20 Minuten quellen lassen.*
2. *In der Zwischenzeit Champignons putzen und vierteln. Knoblauch pellen, fein hacken oder pressen.*
3. *Paprika waschen, in Streifen schneiden.*
4. *Champignons, Knoblauch und Paprika die letzten 5 Minuten zum Reis geben und bissfest garen. Nach Bedarf noch etwas Gemüsebrühe dazu geben. Mit Jodsalz und Pfeffer abschmecken.*
5. *Käse in feine Würfel schneiden und unter das Risotto rühren. Mit Kräutern der Wahl bestreuen*

	kcal	Fett (g)
Frühstück	268	7,1
Mittag	450	13,8
Abend	199	6,1
Snack 1	82	0,4
Snack 2	208	3,1

Frühstück | Süße Haferflocken mit Himbeeren

Zutaten:
- 100 g TK-Himbeeren
- 20 g Haferflocken
- 15 g Cornflakes mit Honig geröstet
- 100 ml Buttermilch 1,5 % Fett

So wird's gemacht

Himbeeren antauen und mit den übrigen Zutaten vermengen.

Tipp

- Himbeeren durch anderes Obst austauschen: Z.B. 110 g Brombeeren, 100 g Erdbeeren, 90 g Aprikosen, 80 g Heidelbeeren, 60 g weiße oder schwarze Johannisbeeren, 80 g rote Johannisbeeren, 60 g Mirabellen, 70 g Pflaumen, 60 g Süß- oder Sauerkirschen, 80 g Stachelbeeren oder 80 g Zwetschgen.

Snack 1
- 100 g Apfelmus

19. TAG

Abendessen | Tomaten mit Mozzarella

Zutaten:
- 1 Kugel Mozzarella light (10 % Fett)
- 2 Tomaten
- Kräutersalz
- 1 EL Kräuteressig
- einige Blätter Basilikum
- 1 Scheibe Vollkorntoast

So wird's gemacht

1. *Mozzarella in Scheiben schneiden. Tomaten waschen, Strunk entfernen und ebenfalls in Scheiben schneiden.*
2. *Mozzarella und Tomaten auf einem Teller fächerartig anrichten. Mit Kräutersalz und Kräuteressig würzen. Mit Basilikumblättern belegen.*
3. *Dazu Toast verspeisen.*

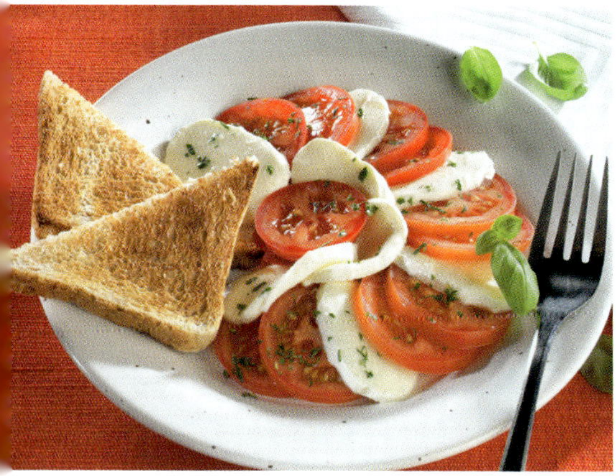

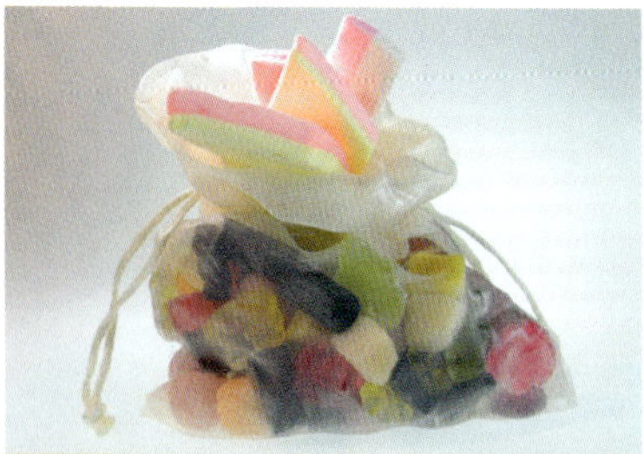

Snack 2
- 25 g Geleefrüchte oder Fruchtgummi oder Lakritze

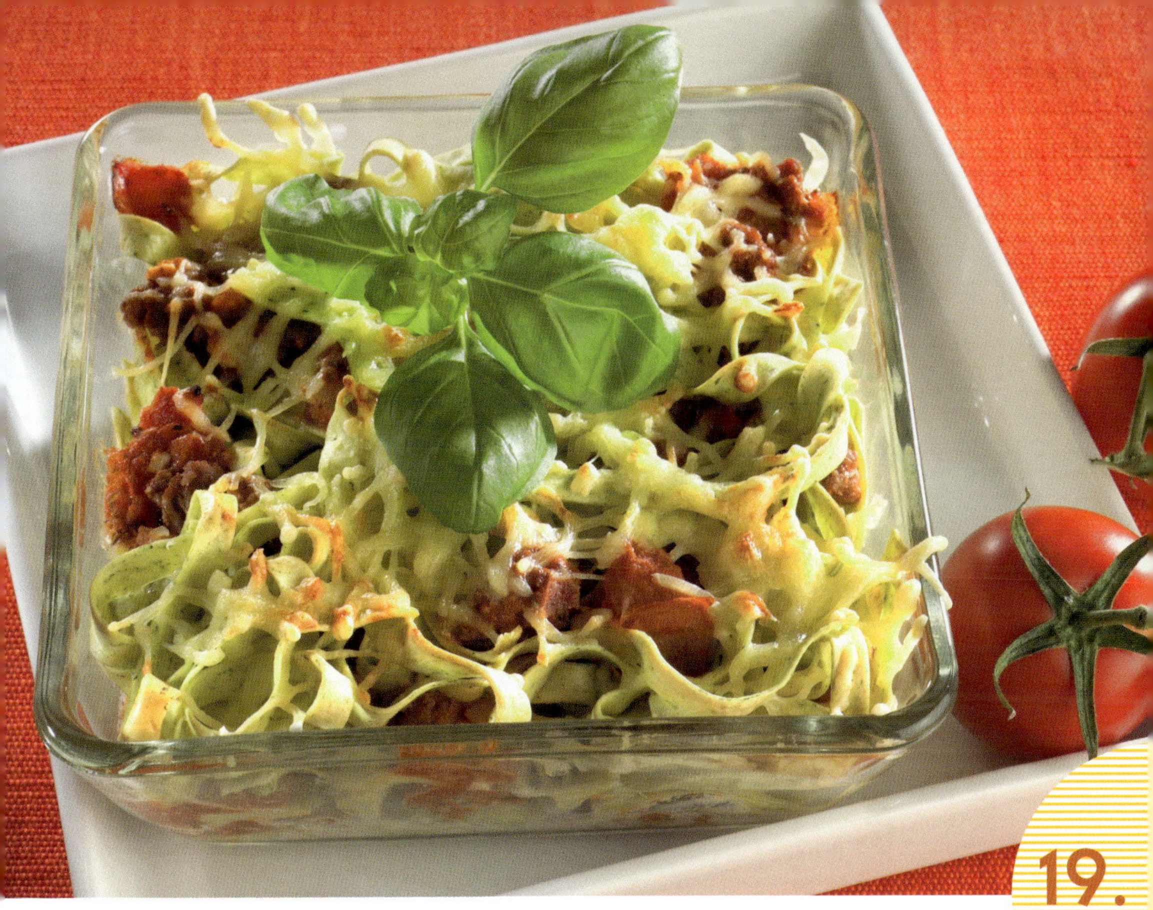

19. TAG

Mittagessen | Grüne Bandnudeln Bolognese (4 Portionen)

Zutaten:

500 g grüne Bandnudeln
1 EL Rapsöl
2 Zwiebeln
2 Knoblauchzehen
125 g Tatar
125 g Rinderhackfleisch
Jodsalz
Pfeffer
Paprika edelsüß oder Rosenpaprika
1 TL Thymian
1 Dose passierte Tomaten (750 g)
300 ml Milch 1,5 % Fett
90 g pikanter Käse 30 % Fett i.Tr., geraspelt

So wird's gemacht

1. *Bandnudeln in reichlich Salzwasser nach Packungsangabe bissfest kochen.*
2. *In der Zwischenzeit Zwiebeln pellen und würfeln. Knoblauch pellen und fein hacken.*
3. *Zwiebel und Knoblauch im heißen Rapsöl glasig dünsten. Tatar und Rinderhackfleisch hinzugeben und kräftig braten. Mit Jodsalz, Paprika und Pfeffer kräftig abschmecken.*
4. *Mit den passierten Tomaten ablöschen. Thymian dazu geben und alles noch einmal abschmecken.*
5. *Nudeln und Hacksoße in eine Auflaufform geben und durchmengen. Mit der Milch übergießen und mit Käse bestreuen.*
6. *Im Backofen bei 180 °C 30 Minuten backen.*
7. *Den Auflauf in vier Portionen teilen, abkühlen lassen. Zwei Portionen einfrieren. Eine Portion für den nächsten Tag im Kühlschrank aufbewahren.*
8. *Eine Portion verspeisen.*

	kcal	Fett (g)
Frühstück	198	2,3
Mittag	695	17,0
Abend	231	13,0
Snack 1	73,3	0,3
Snack 2	82	0,4

20. TAG

Frühstück | Tomatenbrot

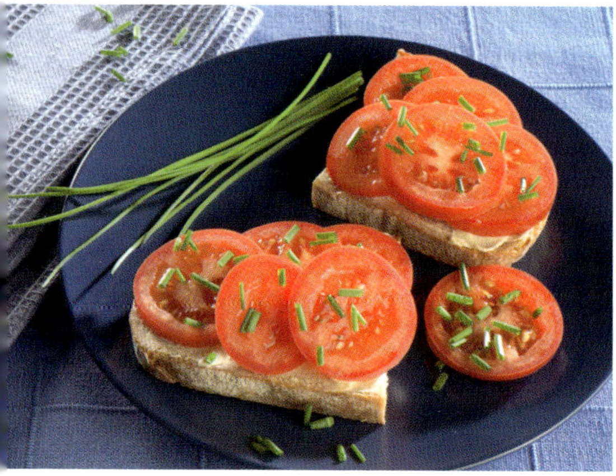

So wird's gemacht

1. *Scheibe Brot mit Halbfett-Butter bestreichen.*
2. *Tomate waschen, Strunk entfernen und in Scheiben schneiden. Brot mit den Tomatenscheiben belegen.*
3. *Salzen, Pfeffern und mit Schnittlauchröllchen bestreuen.*
4. *Dazu schmeckt eine Tasse Kaffee oder Tee mit Milch und Zucker.*

Zutaten:
1 dicke Scheibe Vollkornbrot / Graubrot
1 EL Halbfett-Butter
1 große Tomate
frischen Schnittlauch
Jodsalz
Pfeffer
1 Tasse Kaffee oder Tee
1 EL Milch 1,5 % Fett
1 TL Zucker

Tipp

- Der Teelöffel Zucker für Kaffee oder Tee ist optional.
- Statt 1 EL Milch = 1 TL Kondensmilch 4 % Fett

Snack 1

- 125 g Kirschen oder Obst nach Wahl

Mittagessen | Grüne Bandnudeln Bolognese

Zutaten:
2. Portion Grüne Bandnudeln Bolognese

So wird's gemacht

Portion Bandnudeln aufwärmen und verspeisen.

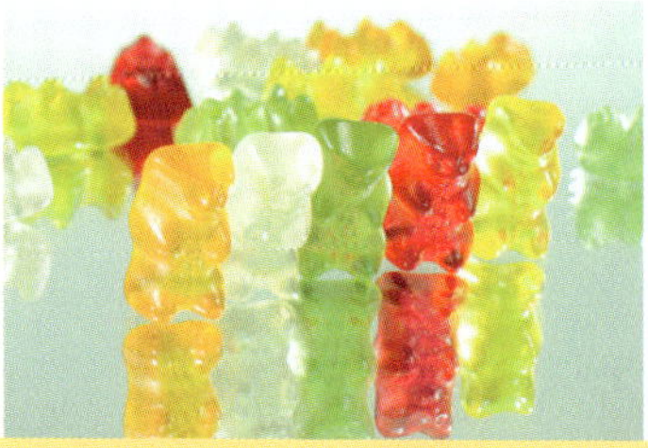

Snack 2

- 25 g Geleefrüchte oder Fruchtgummi oder Lakritze

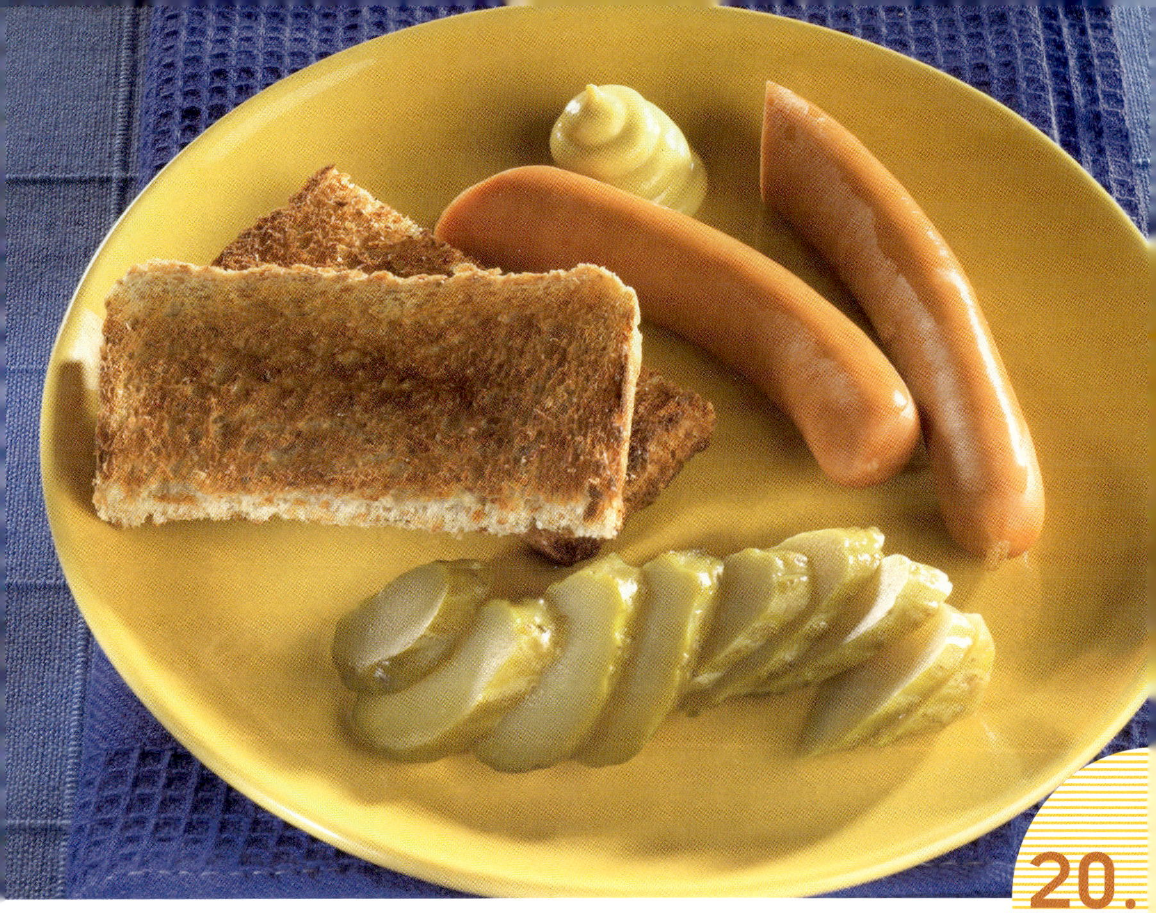

20. TAG

Abendessen | **Geflügelwürstchen auf Toast**

Zutaten:

1 Scheibe Vollkorntoast
1 Geflügelwürstchen, fettreduziert max. 20 % Fett
1 TL Senf oder Ketchup
100 g Gewürzgurken

So wird's gemacht

1. *Geflügelwürstchen in heißem Wasser erwärmen.*
2. *Toastbrot toasten.*
3. *Geflügelwürstchen mit Toast, Senf/Ketchup und Gewürzgurken verspeisen.*

	kcal	Fett (g)
Frühstück	203	4,9
Mittag	696	17,0
Abend	140	7,6
Snack 1	79,1	0,4
Snack 2	82	0,4

Frühstück | Schinkenbrot mit Schnittlauch

Zutaten:

1 dicke Scheibe Vollkornbrot oder Graubrot
1 Ecke Schmelzkäse 30 % Fett i.Tr. (30 g)
1 Scheibe gekochten Schinken (30 g)
frischen Schnittlauch

So wird's gemacht

Brot mit Schmelzkäse bestreichen. Mit Schinken belegen und Schnittlauchröllchen darüber streuen.

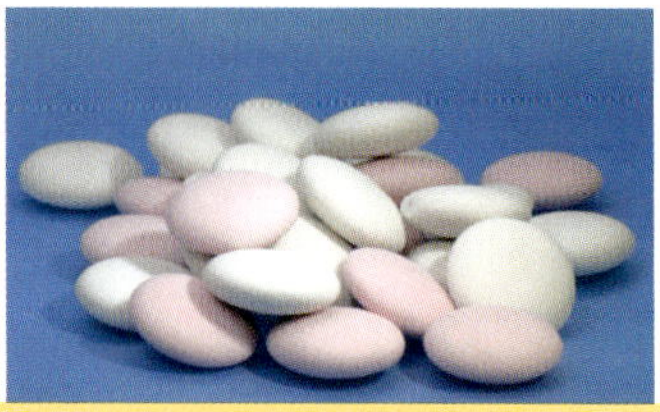

Snack 1

- Schokolinsen 40 g

21. TAG

Abendessen | Mais-Paprika-Salat

Zutaten:

1 Schalotte
1 rote Paprika
1 Dose Mais (220 g)
1 EL Zitronensaft
1 TL Rapsöl
Jodsalz
Pfeffer
1 TL Zucker
1 Scheibe Toast

So wird's gemacht

1. *Schalotte schälen und in feine Würfel schneiden.*
2. *Paprika waschen, Kerne entfernen und in Würfel schneiden.*
3. *Dose Mais öffnen, Flüssigkeit abschütten. Mais mit Schalotte und Paprika vermengen.*
4. *Aus Zitronensaft, Rapsöl, Zucker, Pfeffer und Jodsalz eine Marinade herstellen. Marinade über den Salat geben und gut durchmischen.*
5. *Toastbrot toasten und dazu verspeisen.*

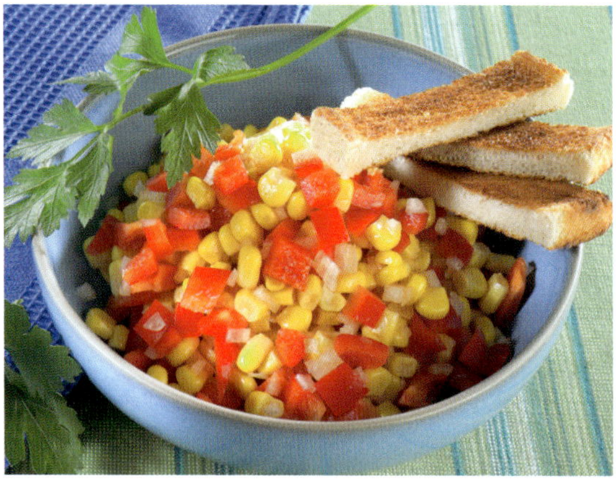

Snack 2

- Erdbeer-Shake

Zutaten:

100 g TK-Erdbeeren
50 ml Milch 1,5 % Fett
150 ml Buttermilch
2 TL Zucker

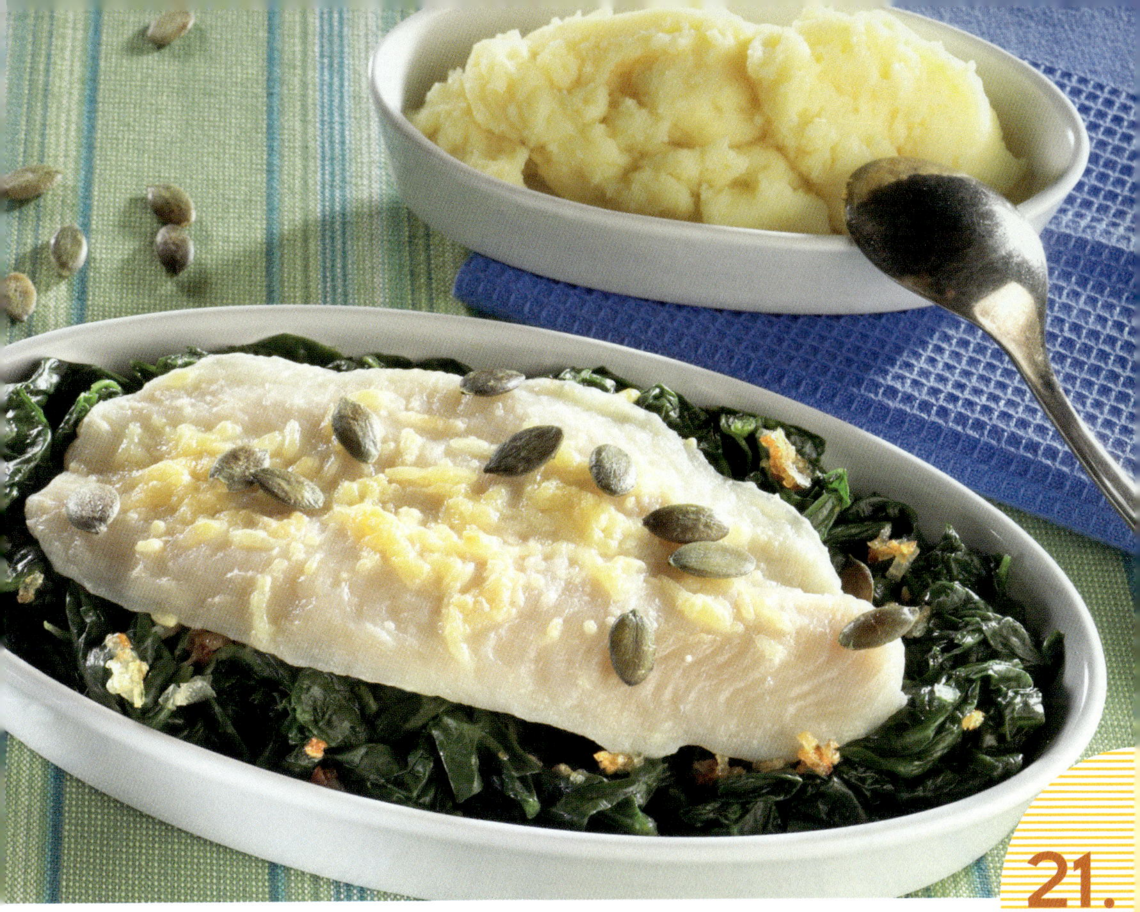

21. TAG

Mittagessen | Rotbarsch auf Spinatbett

Zutaten:

150 g Rotbarsch, frisch oder TK
1 EL Zitronensaft
250 g TK-Rahmspinat
1 Zwiebel
1 Knoblauchzehe
1 TL Rapsöl
Jodsalz
3 EL Milch 1,5 % Fett
Pfeffer
Muskat
1 EL Parmesan
1 TL Kürbiskerne
1 Portion Kartoffelpüree (Fertigprodukt)

So wird's gemacht

1. *Rotbarschfilet säubern, mit Zitronensaft säuern, salzen. Spinat in einem Topf bei kleiner Hitze auftauen.*
2. *In der Zwischenzeit Zwiebel und Knoblauch pellen und in Würfel schneiden.*
3. *Rapsöl in die heiße Pfanne geben, Zwiebel und Knoblauch glasig dünsten. Spinat dazu geben und mit Jodsalz, Pfeffer und Muskat abschmecken.*
4. *Spinat in eine Auflaufform füllen, das Fischfilet darauf legen. Mit Parmesan und Kürbiskernen bestreuen.*
5. *Die Form am besten abdecken und den Auflauf bei 180 °C 15 Minuten im Ofen backen. Deckel die restlichen 5 Minuten abnehmen. So erhält der Fisch etwas Kruste.*
6. *In der Zwischenzeit das Kartoffelpüree nach Packungsangabe zubereiten.*

	kcal	Fett (g)
Frühstück	229	6,6
Mittag	447	16,2
Abend	319	7,5
Snack 1	152	1,9
Snack 2	141	6,5

Ihre Einkaufsliste für Woche 4

Das müssen Sie für die 4. Woche einkaufen:

Brot, Brötchen, Gebäck, Süßes
(Reste einfrieren und bei Bedarf auftauen)

- *Grau- oder Vollkorn- oder Mehrkornbrot, 1 Scheibe*
- *Toast- oder Vollkorntoast, Rest von Woche 3*
- *Vollkorn- oder Mehrkornbrötchen, 3 Stück*
- *Lakritze, Fruchtgummi oder Geleefrüchte, 50 g*
- *Schokolade (30 g), 1 Stück z.B. Überraschungsei, Duplo, Hanuta, Twix, Milky-Way, oder Kinderriegel, 40 g Schokolinsen oder Smarties, 1 Stück Yes-Törtchen oder 2 Schokoküsse*
- *Baiser, Marshmallows oder Buchstabenkekse, 50 g (Rest von Woche 3)*
- *Popcorn süß oder salzig, 50 g*
- *Milchreis 2,5 % Fett, 1 Becher nach Geschmack (200 g)*
- *Zitronensorbet oder anderes Fruchteis, 1 Packung oder Rest von Woche 2*
- *Obstkuchen mit Hefeteig nach Geschmack, 1 Stück (100 g)*

Milch- und Milchprodukte, Käse

- *Milch (1,5 % Fett), 1 Liter*
- *Saure Sahne, 1 Becher oder Rest von Woche 3*
- *Kräuterfrischkäse max. 15 % Fett, 1 Becher*
- *Buttermilch (1,5 % Fett), 100 ml*
- *Früchtejoghurt (1,5 % Fett), 1 Becher (200 g)*
- *Naturjoghurt (1,5 % Fett), 3 Becher*
- *Parmesan geraspelt 80 g*
- *Salatmayonnaise (max. 25 % Fett), Rest von Woche 3*

Fleisch, Fisch, Eier

- *Putenbrustaufschnitt, 2 Scheiben à 30 g*
- *Hühnerei, 3 Stück*
- *Kasseler Aufschnitt, 100 g*
- *Kasseler Lachsbraten, 250 g*

Obst und Gemüse

- *Apfel, 2 Stück*
- *Birne, 1 Stück*
- *Beerenobst nach Geschmack, 125 g*
- *Erdbeeren frisch oder TK, 225 g*
- *Süß- oder Sauerkirschen frisch, 125 g*
- *Champignons frisch oder TK, 500 g*
- *Feldsalat, 150 g*
- *Kopfsalat, 1 Kopf*
- *Paprikaschote gelb, 1 Stück*
- *Porree, 1 Stange*
- *Wirsingkohl, 1 1/2 kg*
- *Zucchini, 1 Stück*
- *Trockenobst gemischt, 1 Tüte*
- *Zuckermais, 2 Kolben à 200 g*

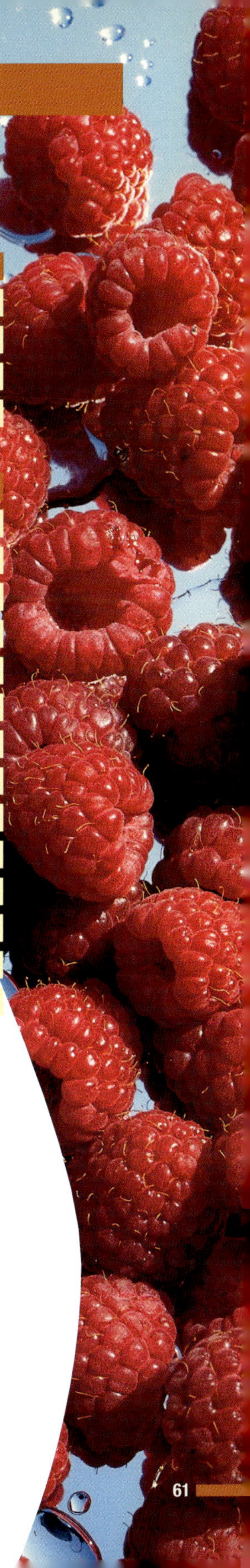

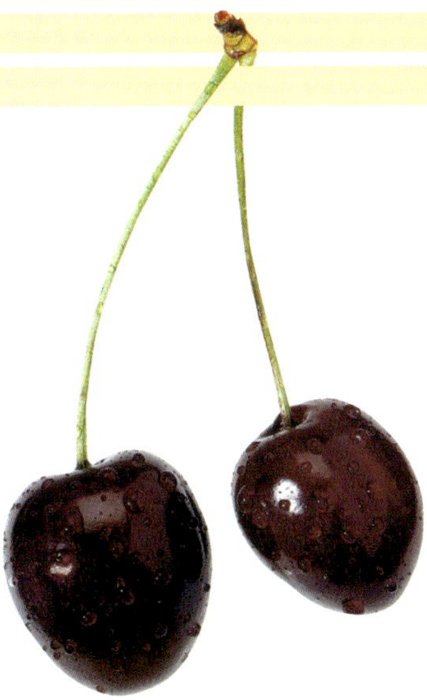

Frühstück | Joghurtmüsli mit Trockenfrüchten

Zutaten:
30 g Haferflocken
1 Becher Naturjoghurt
1,5 % Fett
40 g Trockenobst, gemischt

So wird's gemacht

Trockenobst in Streifen oder Würfel schneiden. Mit den übrigen Zutaten vermengen.

Tipp

- Statt Trockenobstmischung wählen Sie 1 Portion Obst + 20 g Honig oder 15 g Zucker: Z.B. 1 Apfel, 1 Birne, 250 g Brombeeren, 250 g Erdbeeren, 200 g Himbeeren, 170 g Heidelbeeren, 140 g weiße oder schwarze Johannisbeeren, 170 g rote Johannisbeeren, 120 g Mirabellen, 150 g Pflaumen, 125 g Süß- oder Sauerkirschen, 170 g Stachelbeeren oder 180 g Zwetschgen.

Snack 1

- Becher Milchreis 2,5 % Fett (200 g) – Vanille, Schoko oder pur

22. TAG

Abendessen | Champignonbrötchen

Zutaten:
250 g Champignons
1 Zwiebel
2 TL Halbfett-Butter
Jodsalz
Pfeffer
frischen Schnittlauch
1 Mehrkornbrötchen
600 g Kartoffeln

So wird's gemacht

1. *Champignons waschen und in Scheiben schneiden.*
2. *Zwiebel pellen, in Würfel schneiden.*
3. *Halbfett-Butter in einer Pfanne erhitzen, Zwiebel darin glasig dünsten. Champignons dazu geben. Braten, bis die Flüssigkeit reduziert ist. Salzen und pfeffern.*
4. *Champignons auf die Brötchenhälften verteilen und mit Schnittlauchröllchen bestreuen.*
5. *Kartoffeln waschen und in reichlich Salzwasser als Pellkartoffeln kochen. Für den nächsten Tag für das Mittagessen kalt stellen.*

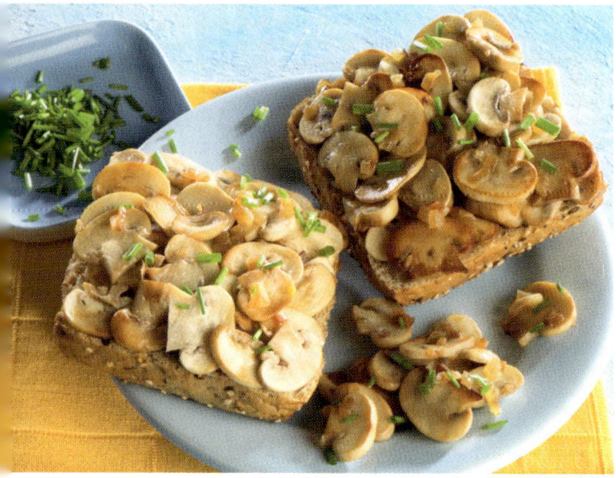

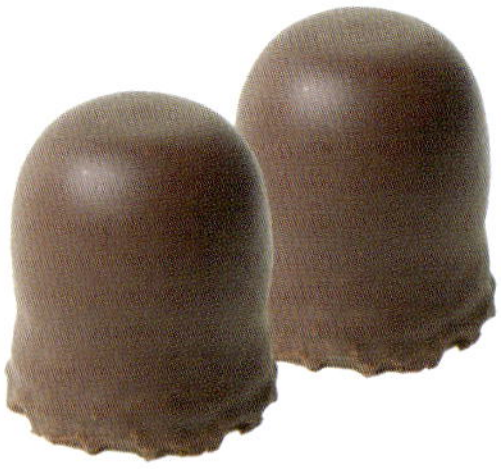

Snack 2

- 2 Schokoküsse

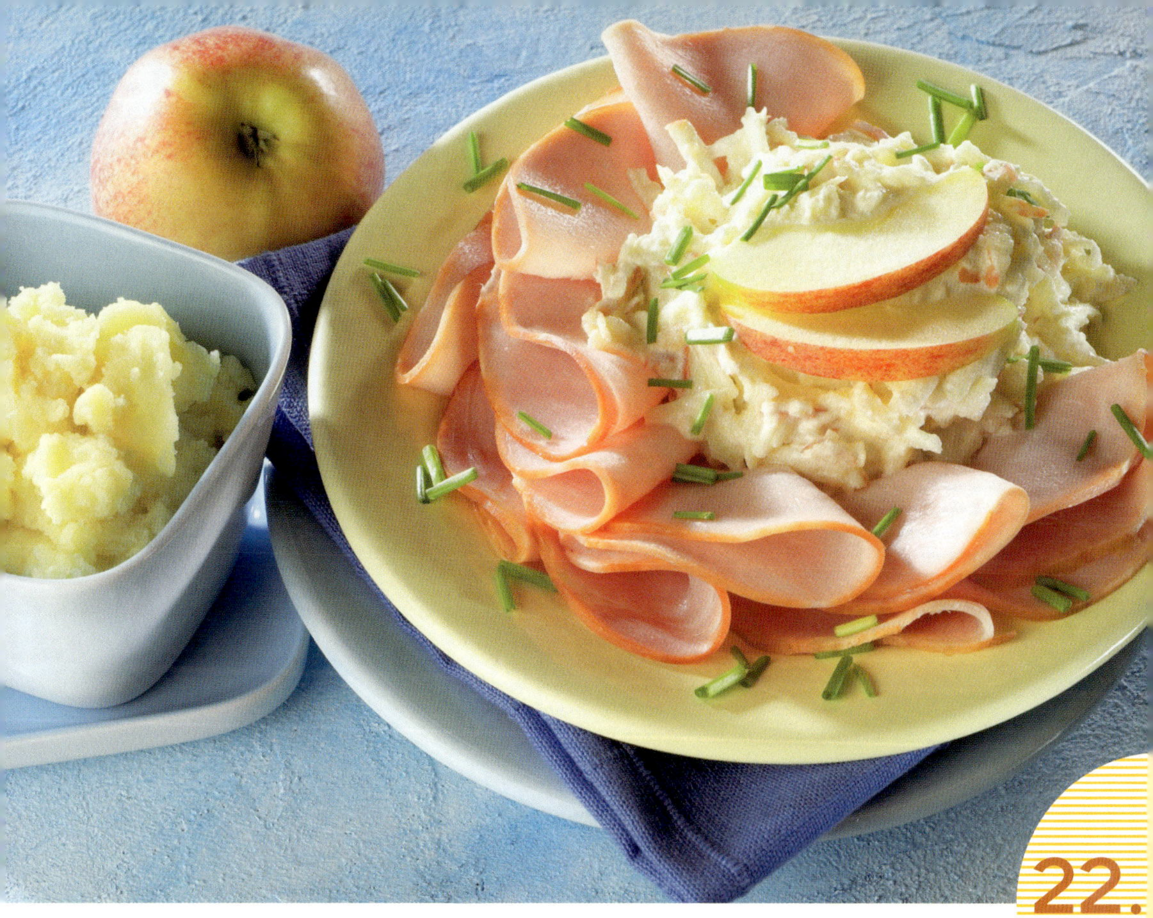

22. TAG

Mittagessen | Kasseler mit Apfelmeerrettich

Zutaten:

30 g Salatmayonnaise
15 % Fett
30 g Naturjoghurt 1,5 % Fett
1 TL Meerrettich
Jodsalz
1 säuerlicher Apfel
etwas Zitronensaft
frischen Schnittlauch
100 g Kasseler Aufschnitt
1 Portion Kartoffelpüree
(Fertigpackung)

So wird's gemacht

1. *Mayonnaise, Joghurt, Meerrettich und Jodsalz verrühren und abschmecken.*
2. *Apfel waschen, nach Bedarf schälen und grob raspeln. Mit etwas Zitronensaft beträufeln, damit die Apfelraspeln nicht braun werden. Mit der Meerrettichmayonnaise verrühren.*
3. *Kasseleraufschnitt auf einem Teller anrichten, mit der Apfelcreme bestreichen. Schnittlauchröllchen drüber streuen.*
4. *Kartoffelpüree nach Packungsangabe zubereiten und mit dem Kasseler und Apfelmeerrettich auf einem Teller anrichten.*

	kcal	Fett (g)
Frühstück	296	4,7
Mittag	378	12,2
Abend	215	5,2
Snack 1	216	5,0
Snack 2	141	6,5

Frühstück | Putenbrust auf Kräuterkäse

Zutaten:
1 dicke Scheibe Vollkorn- oder Graubrot (60 g)
1 EL Kräuterfrischkäse (max. 15 % Fett)
1 Scheibe Putenbrust, geräuchert (30 g)
frischen Schnittlauch

So wird's gemacht

Brot mit Kräuterfrischkäse bestreichen, mit Putenbrust belegen und Schnittlauch drüberstreuen.

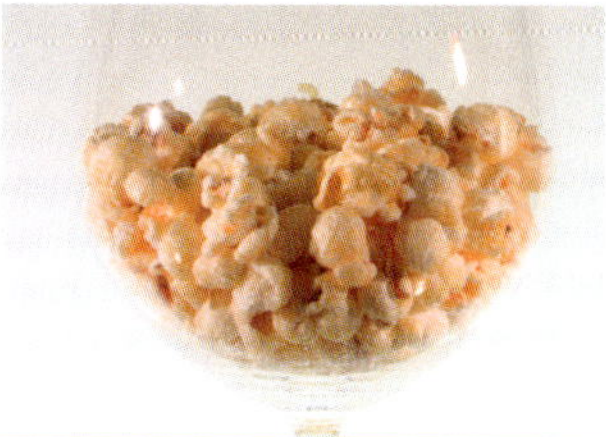

Snack 1 ■ 50 g Popcorn, süß oder salzig

23. TAG

Abendessen | Feldsalat im Kräuterdressing

Zutaten:
150 g Feldsalat
1 Zwiebel
250 g Champignons
1 EL Kräuteressig
1 TL Rapsöl
Kräutersalz
Prise Zucker
1 Vollkorntoast

So wird's gemacht

1. *Feldsalat waschen und putzen. Trocken schleudern.*
2. *Zwiebel pellen und in Würfel schneiden.*
3. *Champignons putzen und in Scheiben schneiden.*
4. *Aus Kräuteressig, Rapsöl, Zucker und Kräutersalz ein Dressing bereiten.*
5. *Dressing mit Feldsalat vermischen.*
6. *Toastbrot getoastet dazu verspeisen.*

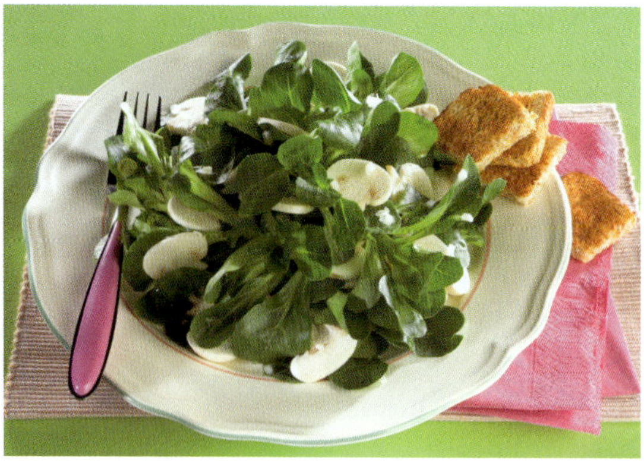

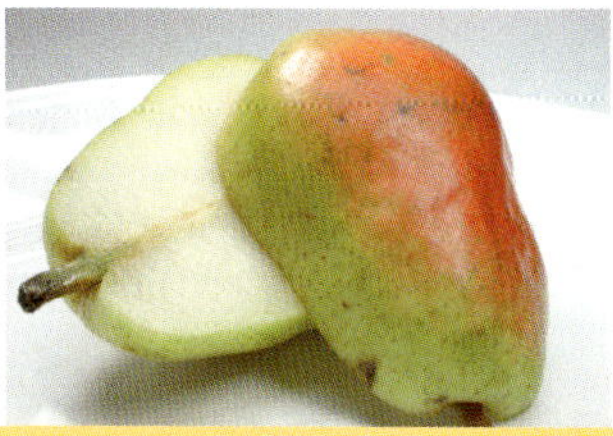

Snack 2 ■ 1 Birne oder Obst nach Wahl

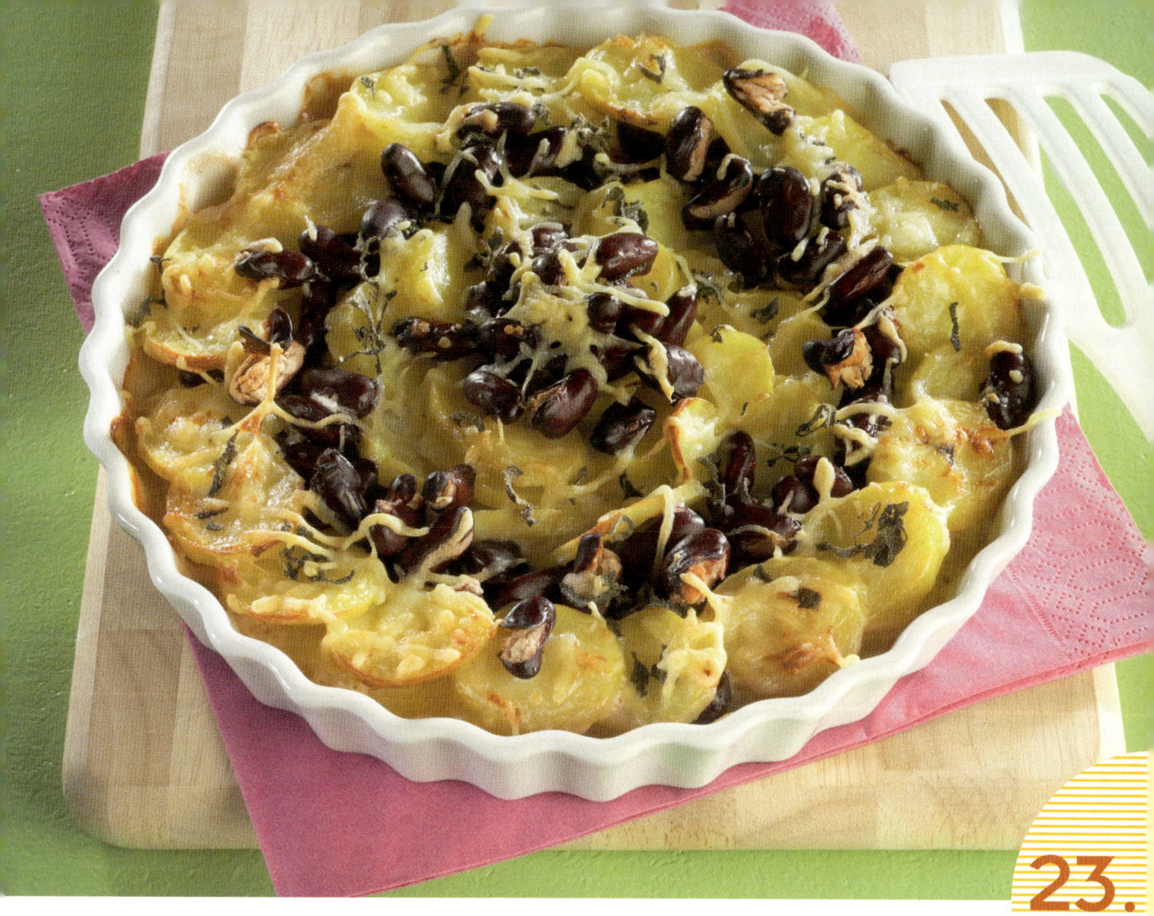

23. TAG

Mittagessen | **Kartoffel-Bohnen-Gratin** (2 Portionen)

Zutaten:

600 g Pellkartoffeln vom Vortag
1 Dose rote Bohnen (Kidneybohnen) 400 g
60 g Parmesan oder Greyerzer
1 Becher saure Sahne
100 ml Milch 1,5 % Fett
1 Knoblauchzehe
1 TL Salbeiblätter
Jodsalz
frisch gemahlener Pfeffer

So wird's gemacht

1. *Kartoffeln pellen und in Scheiben schneiden. In einer flachen Auflaufform verteilen. Bohnen abtropfen lassen und unter die Kartoffeln mischen.*
2. *Käse raspeln oder in Würfel schneiden. Über dem Auflauf verteilen. Zutaten für den Guss verrühren, abschmecken und über den Auflauf gießen.*
3. *Im Umluftofen bei 160 °C ca. 30 Minuten überbacken. Evtl. den Auflauf abdecken, falls die Oberfläche zu braun wird.*
4. *Eine Portion Auflauf verspeisen.*
5. *Zweite Portion für den nächsten Tag im Kühlschrank aufbewahren.*

	kcal	Fett (g)
Frühstück	219	6,6
Mittag	544	19,7
Abend	143	5,7
Snack 1	185	2,5
Snack 2	73	0,4

Frühstück | Joghurt-Erdbeeren mit Trockenfrüchten

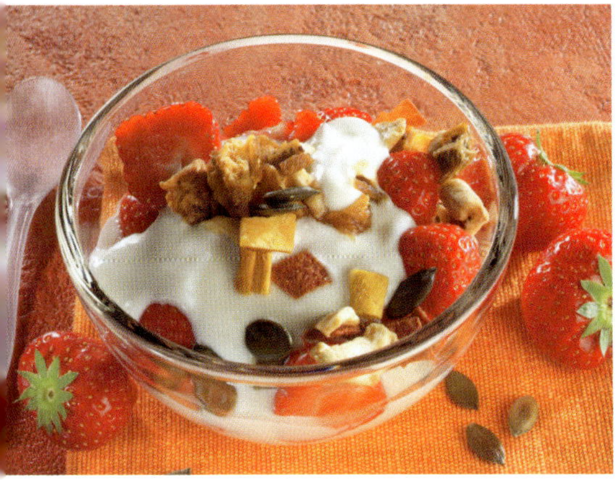

So wird's gemacht

1. *Erdbeeren waschen, Grün entfernen und halbieren.*
2. *Trockenobst in große Würfel schneiden. Mit Joghurt und Erdbeeren vermengen.*

Tipp

- Erdbeeren durch anderes Obst austauschen. Z.B. 100 g Aprikosen, 130 g Brombeeren, 125 g Erdbeeren, 125 g Himbeeren, 100 g Heidelbeeren, 90 g weiße oder schwarze Johannisbeeren, 100 g rote Johannisbeeren, 70 g Mirabellen, 80 g Pflaumen, 80 g Süß- oder Sauerkirschen, 90 g Stachelbeeren oder 100 g Zwetschgen.

Zutaten:
125 g Erdbeeren
40 g Trockenobst, gemischt (2 EL)
1 Becher Naturjoghurt 1,5 % Fett

24. TAG

Snack 1

- 25 g Fruchtgummi oder Lakritze oder Geleefrüchte

Mittagessen | Kartoffel-Bohnen-Gratin

Zutaten:
2. Portion Gratin vom Vortag
1/2 Kopfsalat
2 EL Zitronensaft
1 TL Zucker
Jodsalz

So wird's gemacht

1. *Gratin aufwärmen.*
2. *Kopfsalat waschen und kurz trocken schleudern. Blätter abpflücken und Strunk entfernen.*
3. *Aus Zitronensaft, Zucker und Jodsalz ein Dressing bereiten. Über den Salat träufeln. Zum Gratin verspeisen.*

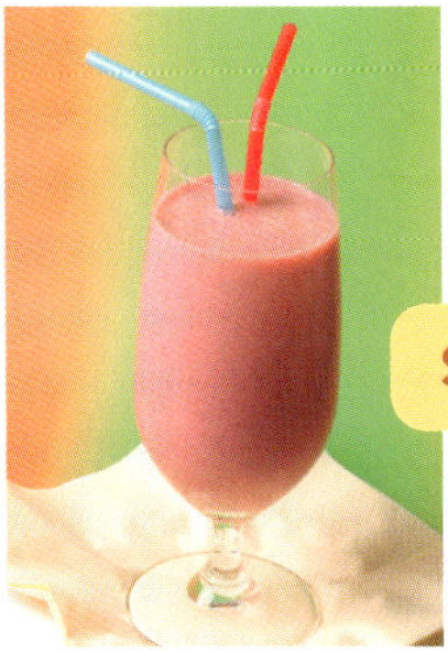

Snack 2

- Erdbeermilch

Zutaten:
100 g Erdbeeren
100 ml Buttermilch
50 ml Milch 1,5 % Fett
1 TL Zucker

So wird's gemacht

Alle Zutaten im Mixer oder mit dem Pürrierstab verarbeiten.

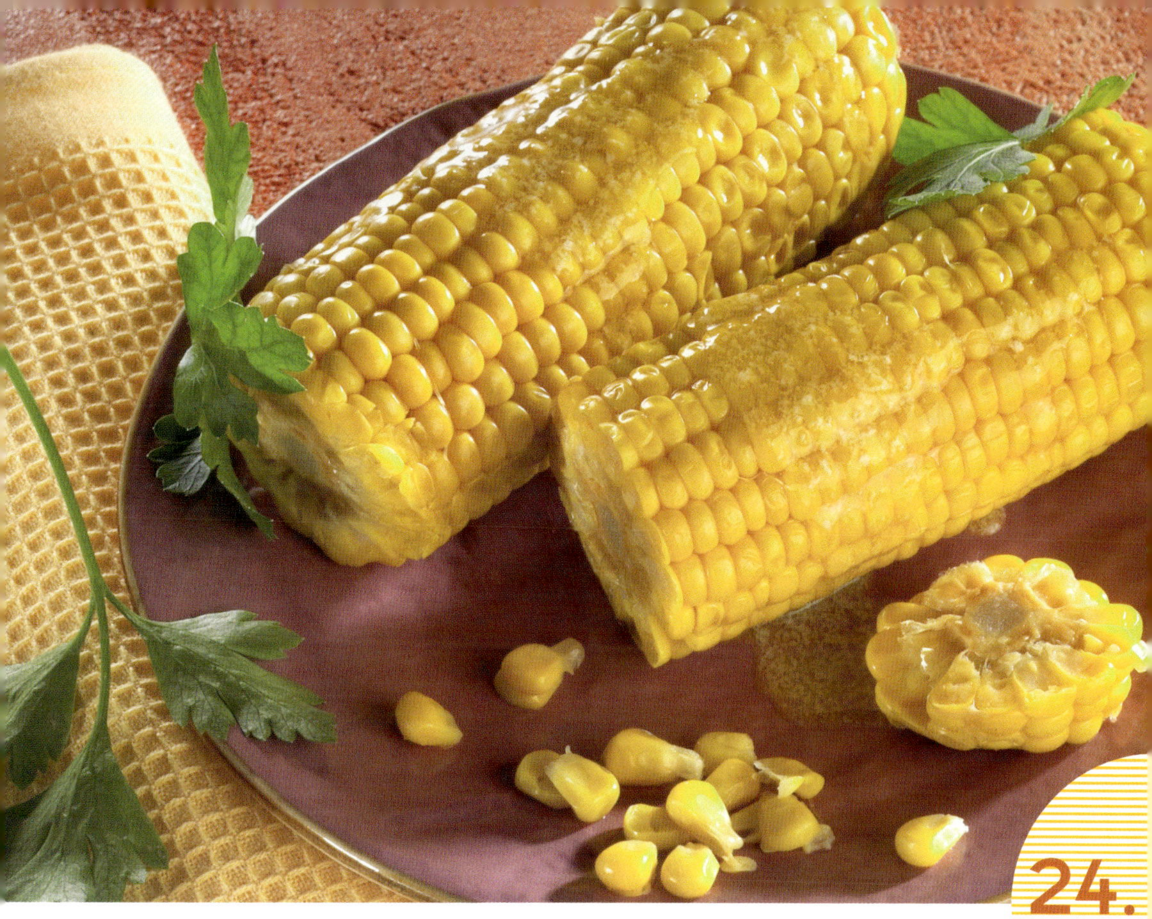

24. TAG

Abendessen | Zuckermais

Zutaten:

2 Zuckermaiskolben
à ca. 200 g
Wasser
Milch
2 TL Zucker
2 TL Halbfett-Butter
etwas Jodsalz

So wird's gemacht

1. *Maiskolben in reichlich Wasser legen. Milch und Zucker dazu geben. Und ca. 15 Minuten kochen, bis sich die Körner leicht vom Kolben lösen lassen.*
2. *Gut abgetropft mit Halbfett-Butter und Jodsalz servieren.*

	kcal	Fett (g)
Frühstück	224	3,1
Mittag	604	20,1
Abend	167	5,8
Snack 1	82,3	0,4
Snack 2	114	1,7

25. TAG

Frühstück | Warme Haferflocken mit Obst

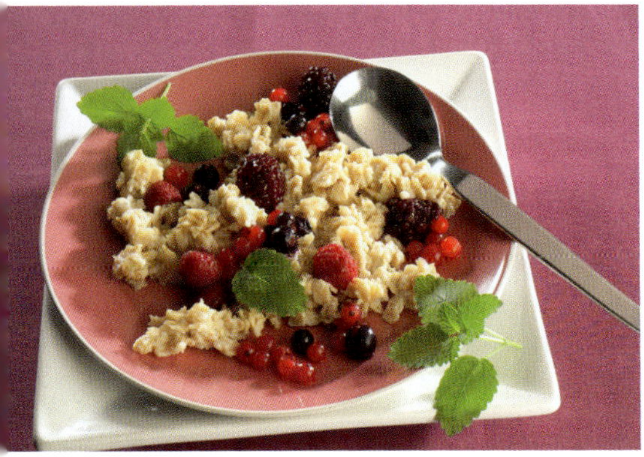

So wird's gemacht

1. Haferflocken, Milch, Zucker und Jodsalz in einen kleinen Topf geben und alles kurz einmal aufkochen lassen.

2. Den Haferflockenbrei in einen Teller füllen, darauf das angetaute Obst streuen.

Tipp

- Statt TK-Obst wählen Sie 10 g Trockenfrüchte.

Zutaten:
30 g Haferflocken
100 ml Milch 1,5 % Fett
1 TL Zucker
1 Prise Jodsalz
30 g TK-Obstmischung

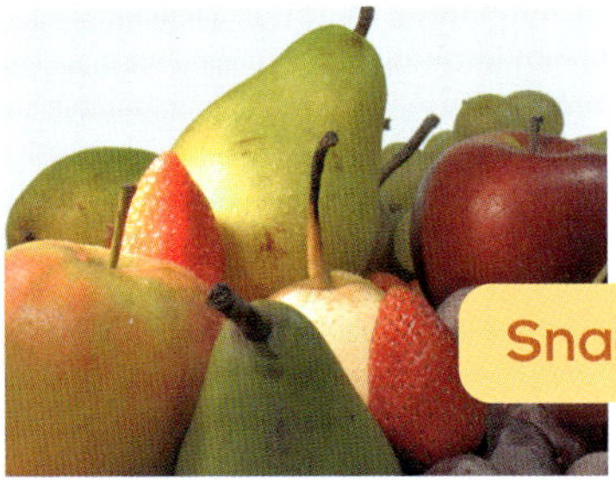

Snack 1 ■ 125 g Süßkirschen oder Obst nach Wahl

Mittagessen | Grüne Bandnudeln Bolognese

Zutaten:
1 Portion Grüne Bandnudeln Bolognese, TK

Auflauf auftauen und erwärmen.

Snack 2 ■ 25 g Geleefrüchte oder Fruchtgummi oder Lakritze

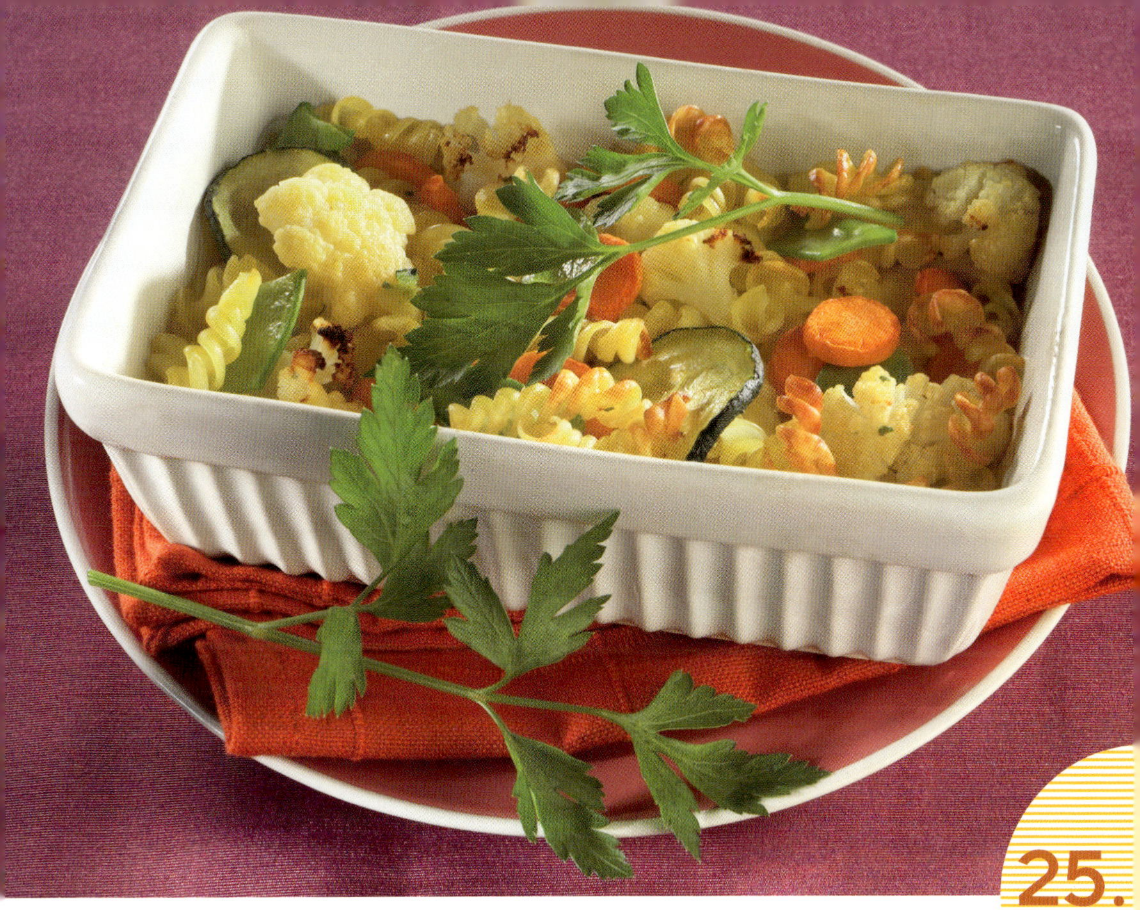

25. TAG

Abendessen | Gemüsequiche (2 Portionen)

Zutaten:

300 g TK-Gemüsemischung
50 g Nudeln (Spirelli z.B.)
1 Ei
125 ml Milch 1,5 % Fett
Jodsalz
Pfeffer
gekörnte Brühe
frische Kräuter nach Wahl

So wird's gemacht

1. *Gemüse nach Packungsangabe in wenig Salzwasser bissfest kochen.*
2. *Nudeln nach Packungsangabe in reichlich Salzwasser bissfest kochen.*
3. *Ei und Milch verquirlen und mit Jodsalz, Pfeffer und gekörnter Brühe abschmecken.*
4. *Nudeln und Gemüse in eine kleine Auflaufform geben, Eiermilch darüber gießen.*
5. *Im Backofen bei 180 °C ca. 10-15 Minuten backen.*
6. *Mit frisch gehackten Kräutern bestreuen.*
7. *Eine Portion verzehren und die zweite Portion für den nächsten Tag im Kühlschrank aufbewahren.*

	kcal	Fett (g)
Frühstück	202	3,8
Mittag	696	17,0
Abend	218	5,1
Snack 1	70	0,3
Snack 2	82	0,4

26. TAG

Frühstück | Knuspermüsli mit Obst

Zutaten:
- 30 g Knuspermüsli
- 1 Becher Joghurt mit Früchten 1,5 % Fett
- 150 g Obstmischung oder Obst nach Wahl
- 1 Tasse Kaffee
- 1 EL Milch 1,5 % Fett
- 1 TL Zucker

So wird's gemacht

1. Obst nach Wahl waschen und klein schneiden.
2. Müsli, Joghurt und Obst mischen.
3. Dazu eine Tasse Kaffee mit Milch und Zucker trinken.

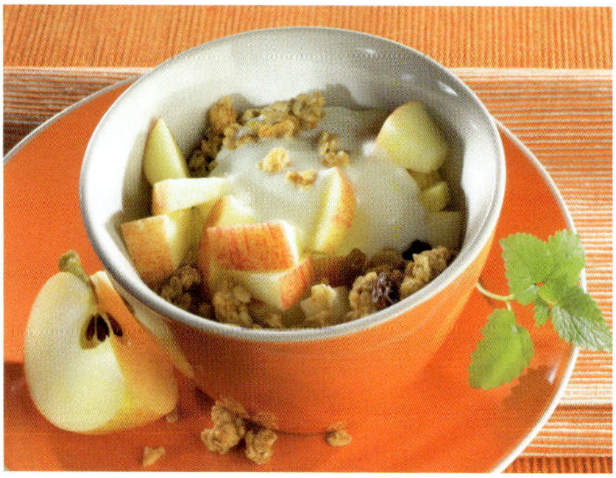

Tipp

- Statt 1 EL Milch = 1 TL Kondensmilch 4 % Fett
- Der Teelöffel Zucker für Kaffee oder Tee ist optional.

Snack 1 ■ 2 EL Trockenobst, gemischt

Abendessen | Gemüsequiche

Zutaten:
- 2. Portion Gemüsequiche vom Vortag

So wird's gemacht

Gemüsequiche entweder kalt oder warm genießen.

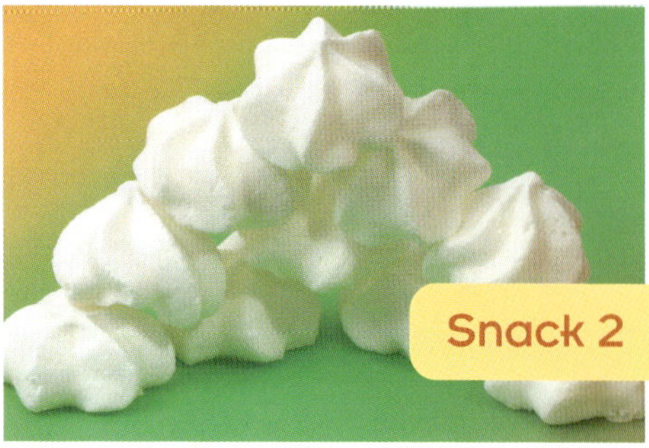

Snack 2 ■ 50 g Baiser oder Buchstabenkekse oder Marshmallows

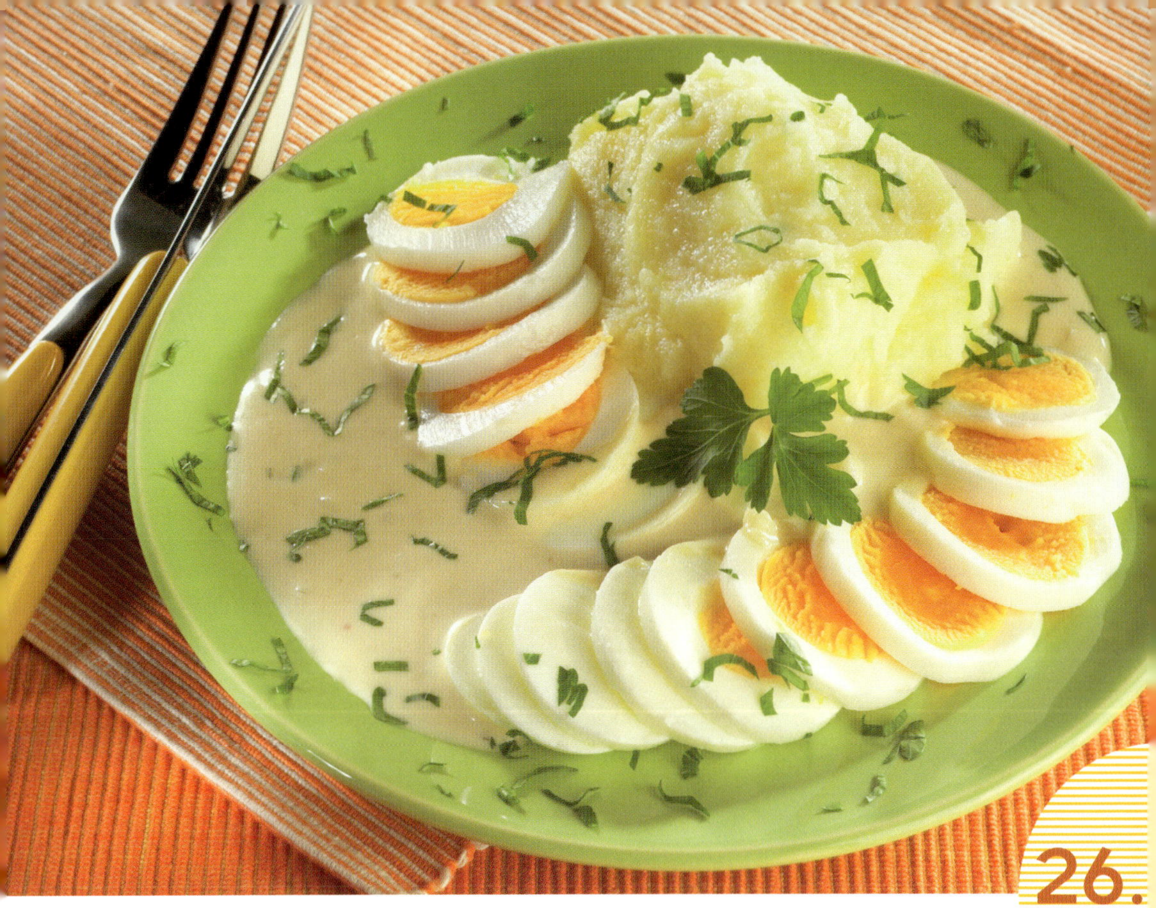

26. TAG

Mittagessen | Senfeier

Zutaten:

150 g Kartoffelpüree (Fertigprodukt)
2 Eier
1 EL Mehl
1 Zwiebel
125 ml Wasser
125 ml Milch 1,5 % Fett
1 EL Senf
Jodsalz
Pfeffer
gekörnte Gemüsebrühe
frische oder TK Petersilie

So wird's gemacht

1. *Kartoffelpüree nach Packungsangabe zubereiten.*
2. *Eier hart kochen. Abkühlen und pellen.*
3. *Zwiebel pellen und in Würfel schneiden.*
4. *Mehl in einen Topf geben und kurz anrösten, das Mehl darf nicht braun werden.*
5. *Topf von der Herdplatte nehmen und Zwiebelwürfel unterrühren. Wasser und Milch auf einmal in den Topf gießen und sofort mit einem Schneebesen verrühren. So entstehen keine Klümpchen.*
6. *Topf auf die Herdplatte zurückstellen und die Mehlschwitze ca. 5 Minuten köcheln lassen. Dabei immer wieder Rühren, da die Soße am Topfboden ansetzt.*
7. *Soße mit Senf, Jodsalz, Pfeffer und Gemüsebrühe abschmecken.*
8. *Kartoffelpüree und Eier auf einen Teller geben, die Soße darüber gießen.*
9. *Mit gehackter Petersilie bestreuen.*

	kcal	Fett (g)
Frühstück	299	7,0
Mittag	450	20,0
Abend	218	5,1
Snack 1	116	0,3
Snack 2	182	0,5

Frühstück | **Herzhafter Toast**

Zutaten:
2 Scheiben Vollkorntoast
1 EL Kräuterfrischkäse (max. 15 % Fett)
30 g Putenbrustaufschnitt
frischen Schnittlauch

So wird's gemacht
Toastbrot toasten, mit Kräuterfrischkäse bestreichen und mit Putenbrustscheiben belegen. Schnittlauchröllchen darüber streuen.

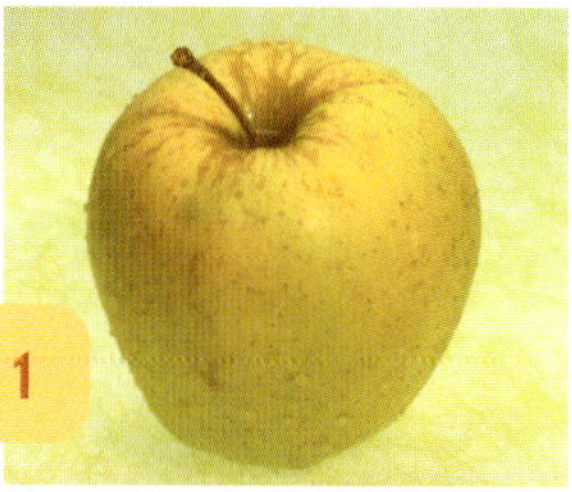

Snack 1
- 1 Apfel oder Obst nach Wahl

27. TAG

Abendessen | **Thunfisch mexikanisch**

Zutaten:
1 Dose Thunfischsalat mexikanisch oder texanisch (150 g)
1 Vollkornbrötchen

So wird's gemacht
Thunfischsalat auf einen Teller geben. Dazu ein Brötchen reichen.

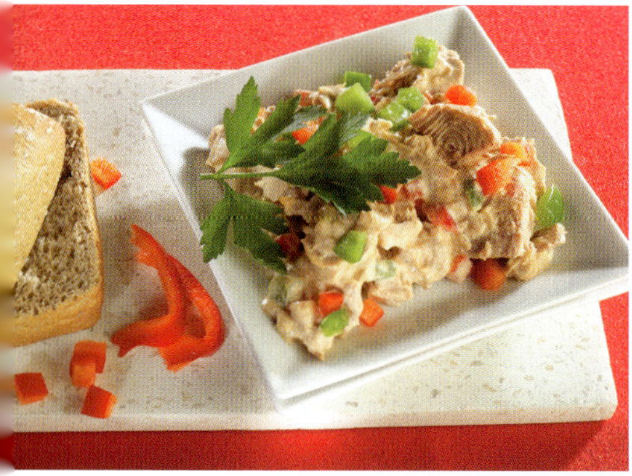

Snack 2
- 150 g Zitronensorbet oder Fruchteis nach Geschmack

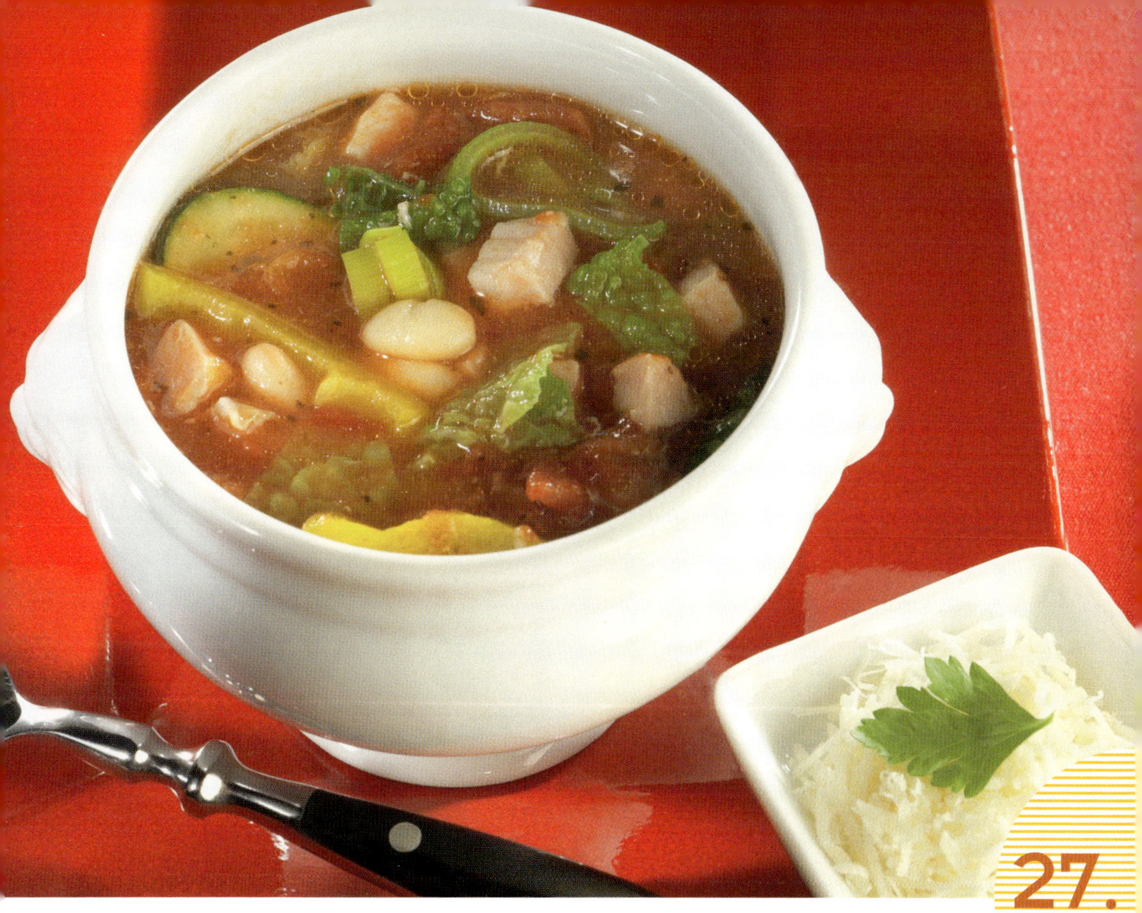

27. TAG

Mittagessen | **Minestrone** (4 große Portionen)

Zutaten:

250 g Kasseler Lachsbraten
2 Knoblauchzehen
1 EL Rapsöl
1 Porreestange
1 gelbe Paprika
1 Zucchini
1 kleiner Kopf Wirsingkohl (ca. 1 1/2 Kilo)
1 Dose passierte Tomaten (240 g)
1 Dose Bohnen (400 g)
250 ml Gemüsebrühe
Jodsalz
Pfeffer
1 Bund frische Petersilie
1/2 TL Kümmel
1 TL Frischen Parmesan, gerieben

So wird's gemacht

1. *Kasseler in Würfel schneiden. Knoblauch pellen und hacken. Porree und Zucchini waschen, in Scheiben schneiden. Paprika waschen, in Streifen schneiden. Vom Wirsingkohl die äußeren Blätter entfernen, halbieren und Strunk entfernen. In Streifen schneiden, Streifen halbieren und waschen.*
2. *Kasseler und Knoblauch im heißen Öl anbraten. Porree und Wirsingkohl dazugeben und ganz kurz mit braten. Restliches Gemüse und Gemüsebrühe dazugeben. Bei mittlerer Hitze ca. 10 Minuten bei kleiner Hitze köcheln.*
3. *Mit Jodsalz, Kümmel und Pfeffer würzen. Die Petersilie fein hacken und über die Minestrone streuen.*
4. *Den Parmesan dazu reichen.*
5. *Eine Portion Minestrone für den nächsten Tag im Kühlschrank aufbewahren. Die übrigen beiden Portionen einfrieren.*

	kcal	Fett (g)
Frühstück	205	7,6
Mittag	367	15,0
Abend	355	7,8
Snack 1	72	0,5
Snack 2	211	0,2

Frühstück | Süßes Brötchen mit Kaffee

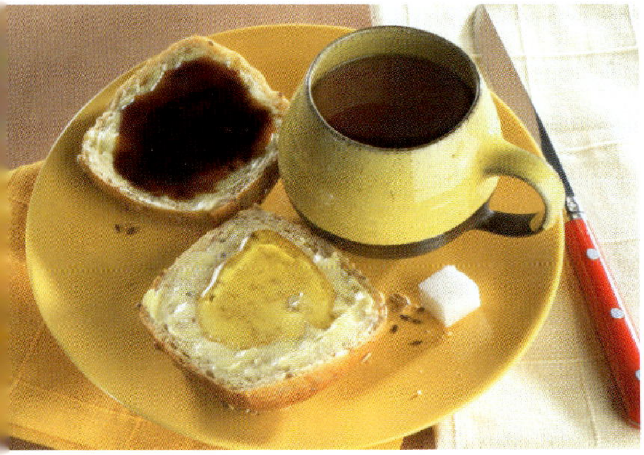

So wird's gemacht

1. *Brötchen aufschneiden und beide Hälften mit Butter bestreichen.*
2. *Je eine Hälfte mit Honig und Zuckerrübensirup bestreichen.*
3. *Eine Tasse Kaffee oder Tee mit Milch und Zucker dazu trinken.*

Zutaten:

1 Mehrkornbrötchen
2 TL Halbfett-Butter
1 TL Honig
1 TL Zuckerrübensirup
1 Tasse Kaffee oder Tee
1 EL Milch 1,5 % Fett
1 TL Zucker

Tipp

- Der Teelöffel Zucker für Kaffee oder Tee ist optional.
- Statt 1 EL Milch = 1 TL Kondensmilch 4 % Fett

28. TAG

Snack 1 ■ 125 g Beerenobst nach Wahl

Mittagessen | Minestrone

Zutaten:

2. Portion Minestrone vom Vortag
1 TL Parmesan, frisch gerieben

So wird's gemacht

Minestrone aufwärmen und mit Parmesan bestreuen.

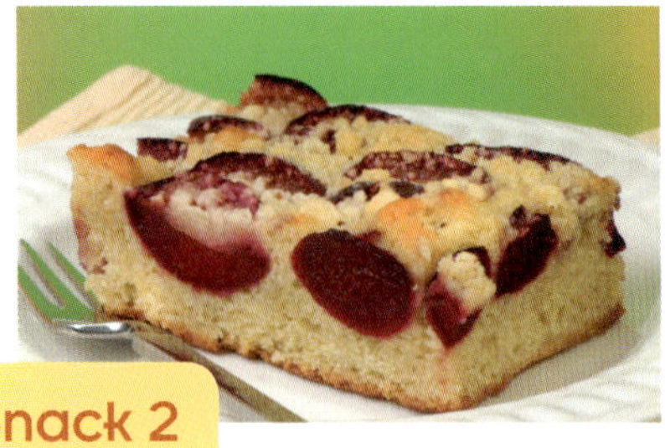

Snack 2 ■ 1 Stück Obstkuchen mit Hefeteig (8 % Fett), 100 g

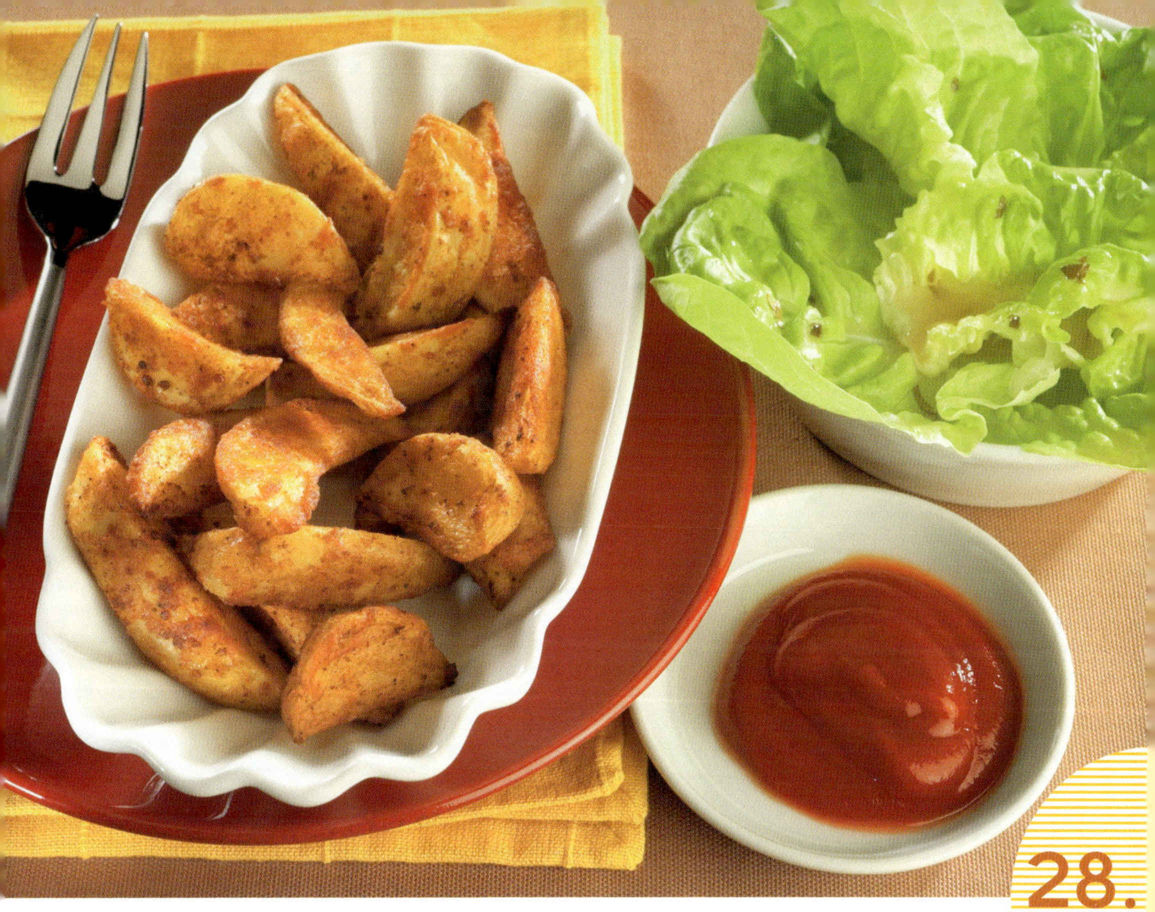

28.
TAG

Abendessen | Kartoffelspalten an Kopfsalat

Zutaten:

150 g TK-Kartoffelspalten
2 EL Ketchup
1/2 Kopfsalat
1 EL Kräuteressig
1 TL Senf
Etwas Zucker
Jodsalz
Pfeffer

So wird's gemacht

1. *Kartoffelspalten im Ofen nach Packungsangabe zubereiten.*
2. *Kopfsalat waschen und trocken schleudern. Blätter abpflücken und Strunk entfernen.*
3. *Aus Kräuteressig, Senf, Zucker, Pfeffer und Jodsalz ein Dressing bereiten. Über den Salat geben.*
4. *Ketchup zu den Kartoffelspalten reichen, dazu passt Kopfsalat.*

	kcal	Fett (g)
Frühstück	232	5,4
Mittag	367	15,0
Abend	298	9,3
Snack 1	71	0,3
Snack 2	229	8,0

Häufige Fragen zur Guten-Laune-Diät (FAQ)

Hier haben wir häufige Fragen zur *Guten-Laune-Diät* und den neuen Rezepten mit den entsprechenden Antworten für Sie zusammengestellt.

Thema Gute-Laune-Diät

Wie sind Sie auf die Idee für die Gute-Laune-Diät gekommen?

Wir wollten von vornherein ein attraktives, überprüftes und durchhaltbares Konzept gerade für diejenigen entwickeln, bei denen es um etwa 5 kg Gewichtsabnahme geht, die also nur leicht übergewichtig sind. Das Konzept sollte als seriöse Alternative zu den vielen Crash-Diäten fungieren, die Woche für Woche alles versprechen, aber nichts davon halten können. Nicht nur das Abnehmen selbst, sondern besonders auch das Gewichthalten sollte der wesentliche Schwerpunkt in diesem Konzept sein.

Wie ist die Gute-Laune-Diät aufgebaut?

Sie ist ein 8–12wöchiges Programm zur Selbstdurchführung zuhause. Die *Gute-Laune-Diät* ist in zwei Phasen aufgeteilt: Phase 1: Schnelle Gewichtsabnahme. Phase 2: Gewichthalten. Alle Rezepte in Phase 1 sind schnell, einfach und kostengünstig zuzubereiten. Damit Genuss und Stimmung nicht leiden, sind Schokoriegel, Kuchen und Bonbons von vornherein eingeplant. In Phase 2 der *Guten-Laune-Diät* wird ausgiebig trainiert, das Gewicht zu halten. Dazu lernen die Teilnehmer von den Menschen, die es geschafft haben, eine große Gewichtsabnahme über Jahre zu halten. Schließlich wurde der Erfolg in einer großen Studie an der Universität Göttingen überprüft.

Macht die Gute-Laune-Diät auch messbar gute Laune?

Ja! Durch den Erfolg auf der Waage, den geringen Aufwand und weil jeden Tag Genusslebensmittel eingeplant waren, verbesserten sich auch Wohlbefinden und Stimmung bei den Studienteilnehmern. Das ist der Grund, warum die *Gute-Laune-Diät* diesen Namen trägt! Wohlbefinden und Stimmung wurden mit dem „Fragebogen zur Befindlichkeit“ vor und nach der Diät wissenschaftlich gemessen.

Was macht die Gute-Laune-Diät erfolgreicher als andere Diäten?

- Auch während der Gewichtsabnahme sind Genusslebensmittel wie Süßes nicht tabu, sondern sogar fester Bestandteil der Diätpläne. Das steigert die Durchhaltbarkeit.
- Nicht nur die Gewichtsabnahme steht im Vordergrund, sondern ebenso ausgiebig wird das Halten des Gewichts trainiert.
- Im Rahmen einer wissenschaftlichen Studie wurde überprüft, was mit der *Guten-Laune-Diät* (8 Wochen) in der Realität erreicht werden kann. Die Gewichtsabnahme lag im Durchschnitt bei 5,2 kg.

Warum sind kleine Naschereien während der Diät nicht verboten?

Weil solche Verbote einen gegenteiligen Effekt haben. Eine gewisse Zeit schaffen es die Menschen, diese starren Diätgrenzen einzuhalten. Aber vielfältige Störungen von außen, z.B. wenn ich die verbotenen Naschereien von meiner besten Freundin als Dankeschön angeboten bekomme, führen dazu, dass die Diätgrenze wieder und wieder kippt. Man greift doch zu und isst, was man nicht durfte. Im Kopf läuft dann das unglückselige Programm ab: „Ich habe mich schon wieder nicht an meine Vorsätze gehalten. Ich schaffe es sowieso nicht, jetzt ist es auch egal!“ Ist der Deich einmal gebrochen, wird viel mehr gegessen als vorher eingespart wurde. Daher gibt es solche Verbote bei der *Guten-Laune-Diät* von vornherein nicht.

Sind nach der Gute-Laune-Diät alle Gewichtsprobleme gelöst?

Die Teilnehmer der Studie wurden 6 Monate nach Ende der Diät noch einmal nachuntersucht, weil wir feststellen wollten, wie gut das Halten des Gewichts nach dem 8-wöchigen Programm gelang. 92 % aller Teilnehmer lagen im Durchschnitt noch immer 5,2 kg unter dem Ausgangsgewicht. 8 % hatten keinen Langzeit-Erfolg. Somit kann man sagen, dass sehr viele Menschen nach der *Guten-Laune-Diät* ihr Gewicht für mindestens ein halbes Jahr gut halten können. Das liegt sicher am konsequenten Einsatz des vierwöchigen Programms zum Gewichthalten (Phase 2), das sich an die anfängliche schnelle Gewichtsabnahme (Phase 1) anschließt. Hier lernen *Gute-Laune-Diät*-Teilnehmer von den Langzeit-Erfolgreichen, Schritt für Schritt, wie erfolgreiches Gewichthalten gelingt.

Häufige Fragen zur Guten-Laune-Diät (FAQ)

Thema Fett

Ist die Gute-Laune-Diät eine Low-Fat-Diät?

Vergleicht man den Nährwertgehalt der *Guten-Laune-Diät* mit dem, was die Menschen in Deutschland normalerweise essen, so wird ersichtlich, dass die *Gute-Laune-Diät* sowohl weniger Fett als auch weniger Kohlenhydrate enthält. Immerhin isst die Bevölkerung mehr als doppelt so viele Kalorien tagtäglich (2500 bis 3000) als die *Gute-Laune-Diät* enthält. Um einen möglichst raschen Anfangserfolg zu erzielen, macht es Sinn beide Hauptkalorienlieferanten, Fett und Kohlenhydrate, zu reduzieren. Würde man dies aber zu gleichen Anteilen tun, bliebe nur noch wenig zu essen auf dem Teller. FdH lässt grüßen. Im Gegensatz zu Kohlenhydraten (viel Menge, mäßig Kalorien) ist Fett deutlich energiedichter (wenig Menge, viel Kalorien). In der gleichen Menge Fett stecken 2,3-mal so viele Kalorien wie in Kohlenhydraten oder Eiweiß. Damit Sie sich auch während der Diät noch satt essen können, spart die *Gute-Laune-Diät* anteilig mehr Fett als Kohlenhydrate. Dadurch bleibt die Menge fast konstant, aber der Kaloriengehalt wird deutlich reduziert. Die Experten nennen dies: Die Energiedichte ist geringer. Im Vergleich zur Alltagskost ist die *Gute-Laune-Diät* in Phase 1 mäßig kohlenhydratreduziert und deutlich fettreduziert (Low-Fat).

Ganz ohne Fett schmeckt es doch nicht!

Richtig, denn Fett ist ein sehr wichtiger Geschmacksträger und enthält dazu noch lebenswichtige Vitamine (A, D, E und K) und sog. essentielle Fettsäuren. Damit ist Fett ein ganz toller und wichtiger Stoff. „Ganz ohne Fett" ist auch die völlig falsche Botschaft. Natürlich enthält die *Gute-Laune-Diät* Fett für Vitamine und Geschmack. In Phase 2 (Gewichtsstabilisierung, siehe Buch *Die Gute-Laune-Diät*) geht es langfristig um eine vernünftige Fettmenge: 40–70 g Fett für Frauen, 60–90 g für Männer. Darin stecken genügend Vitamine und Fettsäuren. Und ganz sicher müssen Geschmack und Genuss nicht leiden. Manche Lebensmittel schmecken sogar besser, wenn weniger Fett enthalten ist: Eine fettarme Leberwurst (ca. 24 % Fett) enthält mehr qualitativ hochwertiges mageres Fleisch und schmeckt noch besser als eine „einfache" Leberwurst mit hohem Schwartenund Speckanteil (ca. 40 % Fett).

Angeblich essen die Menschen schon weniger Fett als früher. Warum werden Sie trotzdem immer dicker?

Das ist eine interessante Beobachtung aus Amerika, das sog. amerikanische Paradox. Der Fettverzehr steigt dort seit Mitte der 80er Jahre nicht weiter an, geht im Durchschnitt sogar leicht zurück und dennoch werden die Menschen im Schnitt immer dicker. Dieser Widerspruch hat seine Ursache vor allem in einer starken Abnahme der körperlichen Aktivität im gleichen Zeitraum. Normalerweise führt ein Rückgang der Energieaufnahme, z.B. durch den Verzehr von weniger Fett, zu einer Gewichtsabnahme. Verzehrt die Bevölkerung heute z.B. 20 g Fett pro Tag weniger als in den 70er Jahren, dann entspricht dies einer Reduktion der Kalorienaufnahme um etwa 200 kcal pro Tag (1 g Fett enthält etwa 9 kcal.). Eine ABNAHME wäre die Folge. Wenn aber im gleichen Zeitraum der Energieverbrauch durch eine drastisch gesunkene körperliche Aktivität noch stärker zurückgegangen ist (z.B. um 400 kcal pro Tag), nehmen die Menschen wie in Amerika trotzdem zu. In unserem Rechenbeispiel verbleibt eine Differenz zwischen Energieaufnahme zu Energieverbrauch von + 200 kcal. Eine ZUNAHME ist die Folge. Die Gewichtszunahme wäre jedoch weit stärker ausgefallen, wenn der Fettverzehr / die Energieaufnahme im gleichen Zeitraum gleich geblieben oder sogar noch weiter angestiegen wäre. Energieaufnahme und Energieverbrauch kann man nicht unabhängig voneinander betrachten, es kommt immer auf die Energiebilanz (Aufnahme minus Verbrauch) an.

Macht es einen Unterschied, welches Fett ich esse: gesättigtes, einfach ungesättigtes oder mehrfach ungesättigtes?

Für Übergewicht ist es zunächst unerheblich, ob die Fettsäuren aus dem verspeisten Fett gesättigt, einfach ungesättigt oder mehrfach ungesättigt sind. Ungesättigte Fettsäuren aus pflanzlichen Lebensmitteln und Seefischen sind aber günstiger für das Herz-Kreislauf-System als gesättigte Fettsäuren aus Lebensmitteln tierischen Ursprungs oder aus gehärteten pflanzlichen Fetten. Studien an der Universität Göttingen haben gezeigt, dass Versuchsteilnehmer besonders viel (weniger erwünschte) gesättigte Fettsäuren einsparen, wenn sie beginnen, generell fettärmer zu essen. Insbesondere bei Wurst, Käse und Milchprodukten werden durch fettärmere Auswahl quasi automatisch viel gesättigte Fettsäuren eingespart. Darum macht es wenig Sinn, durch eine Unterscheidung von unterschiedlichen Sättigungsstufen die *Gute-Laune-Diät* unnötig kompliziert zu machen. Übrigens wird wenn, dann in allen Rezepten der *Guten-Laune-Diät* sehr hochwertiges Rapsöl eingesetzt. Von allen gängigen Speiseölen ist die Zusammensetzung von Rapsöl am günstigsten.

Häufige Fragen zur Guten-Laune-Diät (FAQ)

Ich koche gern zuhause. Welches Kochbuch passt zur Gute-Laune-Diät?

Wenn Sie oft und gern zuhause kochen, dann empfiehlt Ihnen die *Gute-Laune-Diät* das Kochbuch *So kriegst Du Dein Fett weg – Fettarm kochen* mit Ewald Braden als hervorragende Ergänzung (siehe *Lesetipps*). Alltagsrezepte mit viel Geschmack aber Augenmaß beim Fett. Auch der leichte Festtagsbraten fehlt nicht.

Thema Kalorien, Kohlenhydrate und Alkohol

Macht Kalorienzählen Sinn?

Nein. Kalorienzählen überfordert die Menschen schlichtweg. Alles Verspeiste und Getrunkene muss gezählt werden: Vom Radieschen bis zur Schweinshaxe, von der Light-Limonade bis zum Schnaps. Menschen, die Kalorien zählen, essen immer mit einem schlechten Gewissen, da jeder Bissen das Kalorienkonto füllt. So verwundert es wenig, dass die meisten Kalorienzähler nicht lange durchhalten. Die dänischen Forscher Sören Toubro und Arne Astrup haben gezeigt, dass Kalorienzählen eine schlechte Langzeitstrategie zum Halten des Gewichts ist. Die dänischen Versuchsteilnehmer haben mit Kalorienzählen 87 % des Gewichts wieder zugenommen, das sie zwei Jahre zuvor abgenommen hatten. Weitaus besser hingegen konnten jene Versuchsteilnehmer ihr Gewicht halten, die lediglich fettbewusst gegessen haben. Sie hatten nach zwei Jahren gerade 42 % der abgenommenen Kilos wieder zugelegt. Wäre noch eine Portion Bewegung hinzugekommen, hätten diese Versuchsteilnehmer wahrscheinlich nicht oder kaum zugenommen.

Macht Zucker dick?

Das Vorurteil, Zucker mache dick, ist zwar populär, aber falsch! Im Gegenteil, ein verstärkter Verzehr von Kohlenhydraten in Form von Stärke und Zucker ist eher mit einem niedrigeren Gewicht verbunden. Die Menschen, die jedes Gramm Zucker sparen, verzehren oft überdurchschnittlich viel Fett. Und das ist für das Gewicht ungünstiger. Kohlenhydrate und Fette haben eine unterschiedliche Funktion im Körper: Kohlenhydrate, Stärke und Zucker, werden bevorzugt verbrannt, Fett kann gespeichert werden. Die wissenschaftliche Überprüfung der *Guten-Laune-Diät* hat gezeigt, dass eine gewisse Menge Zucker kein Problem für die Figur darstellt und sogar Stimmung und Wohlbefinden positiv beeinflusst.

Machen Kohlenhydrate überhaupt nicht dick?

Unter normalen Umständen ist es tatsächlich so. Die Menschen in Westeuropa werden deshalb dicker, weil sie Tag für Tag etwas mehr Fett essen als der Körper verbrennen kann. Dieses Fett wird gespeichert und summiert sich über Monate und Jahre zu stattlichen Fettpolstern. Die Kohlenhydrate (Brot, Nudeln, Reis, Obst, Zucker, Getreideprodukte, Gemüse u.a.), die in der gleichen Zeit gegessen werden, werden in der Regel verbrannt und nicht in Fett umgewandelt. Gleiches gilt für Protein (Eiweiß) und Alkohol. Wenn jedoch extreme Mengen Kohlenhydrate am Tag verspeist werden, täglich mehr als ca. 500 g, dann kommt es binnen weniger Tage zur vollständigen Auslastung der Kohlenhydratverbrennung. Mehr als 500 g Kohlenhydrate am Tag zu verbrennen schafft der Körper nicht, es sei denn, wir sind körperlich sehr aktiv. Bei Inaktiven läuft etwa bei dieser täglichen Menge die Kohlenhydratverbrennung über, d.h. alle über die Menge von 500 g hinaus verspeisten Kohlenhydrate werden in Fett umgebaut und gespeichert. Um 500 g Kohlenhydrate am Tag aufzunehmen, muss man jedoch „Berge“ verspeisen: 2,5 kg Kartoffeln, 700 g trockene Nudeln (gekocht mehr als 2 kg), 20 kg Blumenkohl, 1 kg Brot.
Mit konzentrierten Kohlenhydraten ist es etwas leichter, diese Menge zu erreichen: etwa mit ca. 700 g (!) Fruchtgummis oder Lakritz. In flüssiger Form müsste man 4–5 l Limo, Cola, Apfel- oder Orangensaft trinken, um auf ca. 500 g reine Kohlenhydrate zu kommen. Natürlich erreicht man diese Menge auch durch Kombination von „flüssigen“ und „festen“ Kohlenhydraten.

Kann man mit weniger als 500 g Kohlenhydraten am Tag auch zunehmen?

Ja, das geht leider auch. Die Grenze von ca. 500 g Kohlenhydratverbrennung am Tag gilt zunächst für inaktive gesunde junge Männer. Bei inaktiven Frauen und älteren Menschen kann die Grenze auch darunter, z.B. bei 400 g am Tag, liegen. Kohlenhydrate in dieser Größenordnung werden verbrannt, aber was passiert mit den gleichzeitig verspeisten Kalorien aus Protein (Eiweiß) und Fett? Wenn der Körper bei sehr kohlenhydratreicher Nahrung fast vollständig auf Kohlenhydratflamme läuft, verbrennt er gleichzeitig zwar noch die geringen verzehrten Proteinmengen, jedoch praktisch kein Fett mehr. Das mit den vielen Kohlenhydraten zusammen verspeiste Fett würde also nicht für die Energiebereitstellung benötigt und könnte für die nächste Notzeit gespeichert werden. Eine Gewichtszunahme wäre die Folge. Diese Gewichtszunahme wäre umso größer, je mehr Fett zusammen mit den großen Kohlenhydratmengen gegessen würde.

Häufige Fragen zur Guten-Laune-Diät (FAQ)

Ist die Gute-Laune-Diät eine Low-Carb-Diät?

Nein, denn der Kohlenhydratgehalt beträgt etwa 170 g pro Tag. Diäten mit einem Kohlenhydratgehalt unter 100 g pro Tag werden als kohlenhydratarm (Low-Carb) bezeichnet. Die Atkins-Diät ist die bekannteste Low-Carb-Diät. Kohlenhydratarme Diäten widersprechen den Ernährungsempfehlungen der Fachgesellschaften für eine gesunde Ernährung. In einigen Studien konnte zwar gezeigt werden, dass man mit extrem kohlenhydratarmen Diäten anfangs schneller abnimmt. Dafür ist die Wiederzunahme nach Ende solcher Diäten umso schneller (JoJo-Effekt). Die meisten können sehr kohlenhydratarme Diäten nicht lange durchhalten, weil der komplette Verzicht auf Kartoffeln, Brot und Brötchen, Nudeln, Reis, Zerealien, Süßigkeiten, Milchprodukte und sogar Obst und Gemüse die geschmackliche Vielfalt des Essens stark reduziert. Zum Low-Carb-Frühstück gibt es z.B. tagtäglich nur Eier, Wurst pur, Fleisch pur, Käse pur, Fisch pur oder Nüsse. Und das Woche für Woche, Monat für Monat. Alles andere ist verboten.

Obwohl die *Gute-Laune-Diät* keine streng kohlenhydratarme Diät ist, enthalten die Rezepte mit 170 g Kohlenhydraten pro Tag weniger Kohlenhydrate als die deutsche Durchschnittskost (ca. 250 g/Tag). Weil sowohl Fett als auch Kohlenhydrate in Phase 1 der *Guten-Laune-Diät* reduziert sind, ist eine sehr gute anfängliche Gewichtsabnahme zu erzielen, die dem Anfangserfolg von Low-Carb-Diäten ebenbürtig ist. Dabei ist jedoch die Abwechslung, Vielfalt und Ausgewogenheit bei der *Guten-Laune-Diät* weit größer. Gleiches gilt für die langfristige Durchhaltbarkeit.

Was ist mit Alkohol?

Auch alkoholische Getränke enthalten kein Fett. Das ist zunächst eine gute Nachricht. Dennoch können sie für die Figur zum Problem werden. Der Körper kann Alkohol nicht speichern. Alkohol, der getrunken wird, muss verbrannt werden, sonst kommt es zur Alkoholvergiftung. Normalerweise verbrennt der Körper alle drei Hauptnährstoffe parallel: Kohlenhydrate, Fett und Eiweiß. Wenn Alkohol getrunken wird, kommt er als weiterer Brennstoff hinzu. Wird viel Alkohol getrunken, benutzt ihn der Körper gar als Hauptbrennstoff. Alkohol aber hemmt die Verbrennung von Fett. Während der Körper die Alkoholenergie verbrennt, verbrennt er kaum noch Fett. Er spart das Fett ein und lagert es an Bauch und Hüften an. Das bedeutet für die Praxis, der Alkohol in die Fettbilanz eingerechnet werden muss. Das gilt besonders bei größeren Mengen. Bei einem

Glas Wein (125 ml) am Tag oder einer Flasche Bier (330 ml) bleibt genügend Spielraum für Fett aus anderen Lebensmitteln. Manche wissenschaftlichen Studien haben gezeigt, dass Alkohol – und ganz besonders dann, wenn er aus einem Glas Rotwein stammt – durchaus positive gesundheitliche Auswirkungen haben kann. Das Herzinfarktrisiko sinkt. Dies gilt schon für Alkoholmengen von einer Flasche Bier oder einem Glas Wein. Viel Alkohol dagegen kann fett machen und Lebererkrankungen auslösen.

Thema glykämischer Index und glykämische Ladung (Glyx)

Was bedeutet der glykämische Index?

Der glykämische Index (GI) ist ein Messwert für die Geschwindigkeit des Blutzuckeranstiegs für eine standardisierte Kohlenhydratmenge aus einem bestimmten Nahrungsmittel. Beispiel: Wenn man 100 g Kohlenhydrate aus Traubenzucker verzehrt, ist der Blutzuckeranstieg rasch und der glykämische Index hoch (100). Wenn man 100 g Kohlenhydrate aus Bohnen verzehrt, ist der Blutzuckeranstieg langsam und der glykämische Index niedrig (30), weil die Aufschlüsselung der Kohlenhydrate im Magen und Darm deutlich länger dauert. Der GI ist jedoch ein wenig praxisrelevanter Wert, da er genau auf 100 g Kohlenhydrate standardisiert ist und von vielen Lebensmitteln keine derartigen Mengen gegessen werden. So müsste man fast 2 kg Erdbeeren verzehren, um auf die gleiche Kohlenhydratmenge zu kommen wie im obigen Traubenzucker-Beispiel. Außerdem wird der GI einzelner Lebensmittel in kompletten Mahlzeiten in eine kaum vorhersagbare Richtung verändert. In der Praxis ist die Einheit glykämische Ladung etwas besser geeignet, da sie die tatsächliche Portionsgröße berücksichtigt.

Was bedeutet der Glyx?

Der Glyx ist ein Maß für die glykämische Ladung einer Mahlzeit. Die glykämische Ladung kann man aus dem glykämischen Index (s.o.) multipliziert mit dem Kohlenhydratgehalt der tatsächlichen Portion geteilt durch 100 errechnen. So beschreibt die Einheit Glyx oder glykämische Ladung (englisch glycemic load) die Potenz eines beliebigen Lebensmittels, den Blutzucker zu erhöhen. Allerdings wird auch der Glyx erheblich durch die Kombination verschiedener Lebensmittel beeinflusst, da die Kombination den zugrunde liegenden GI der Einzelkomponenten stark verändert.

Häufige Fragen zur Guten-Laune-Diät (FAQ)

Hat die Gute-Laune-Diät eine niedrige oder hohe glykämische Ladung?

Die glykämische Ladung hängt von der absoluten Kohlenhydratmenge und der Art der Kohlenhydrate ab. Die *Gute-Laune-Diät* enthält zum einen absolut etwa 30 % weniger Kohlenhydrate als die deutsche Durchschnittskost. Zum anderen stammen die Kohlenhydrate hauptsächlich aus Gemüse, Obst, dunklen Brotsorten, Milchprodukten und Getreideprodukten mit Vollkornanteil. Damit ist die glykämische Ladung der *Guten-Laune-Diät* deutlich niedriger als die der deutschen Durchschnittskost. Die regelmäßigen kleinen Süßigkeiten- oder Kuchen-Snacks fallen dabei kaum ins Gewicht, da deren Portionsgrößen nur einen geringen Gehalt an schnell verfügbaren Kohlenhydraten bedeuten.

Ist die Gute-Laune-Diät für Diabetiker geeignet?

Durch die reduzierte glykämische Last und die ausgeprägte Gewichtsabnahme ist die *Gute-Laune-Diät* auch für viele übergewichtige Typ-2 Diabetiker geeignet. Werden gleichzeitig bereits Medikamente gegen Diabetes eingenommen, ist jedoch die Absprache mit dem behandelnden Arzt erforderlich.

Was ist wichtiger, der Glyx oder der Fettgehalt?

Dies ist eine der gegenwärtig am häufigsten gestellten Fragen. Es gibt nur wenige Studien zur Bedeutung der glykämischen Ladung für Gesundheit und Gewicht. Einige dieser Untersuchungen aus Amerika ergeben Hinweise darauf, dass auch die glykämische Ladung das Risiko beeinflusst, Diabetes oder Übergewicht zu bekommen. Je höher die glykämische Ladung, umso höher ist das Risiko, so zeigen diese ersten Untersuchungen. Die Lebensmittel, die in Amerika für diesen Zusammenhang hauptsächlich verantwortlich sind, spielen in Deutschland praktisch keine Rolle: hocherhitzte Kartoffeln und Kartoffelprodukte in großen Mengen, mit hoch fruktosehaltigem Glukosesirup gesüßte Limonaden in großen Mengen.

Es gibt es sehr viele Studien, die zeigen, dass Menschen gesundheitlich von einer Normalisierung des Fettverzehrs auf 60–80 g am Tag profitieren. Dies gilt besonders für Übergewichtige, die meist weit mehr als 100 g Fett am Tag essen. Kurzfristig lässt sich mit einer Normalisierung des Fettverzehrs allein zwar keine große Gewichtsabnahme erreichen. Hier spielen Bewegung, aber auch Kohlenhydrate und Alkohol ebenfalls eine wichtige Rolle. Für das langfristige Halten des Gewichts ist die alleinige Fettnormalisierung neben einer hohen Aktivität jedoch die wirkungsvollste Ernährungsstrategie, weil sie besser durchhaltbar und mit weniger Einschränkungen verbunden ist als z.B. das Kalorienzählen oder extreme Low-Carb-Diäten. Ob eine Kontrolle der glykämischen Ladung zu ebensolchen oder gar besseren Langzeiterfolgen auf der Waage führt, ist aufgrund komplett fehlender Studien zurzeit nicht zu beantworten. Erste Kurzzeitstudien zeigen keinen besseren Erfolg als bei fettreduzierten Diäten.

Die Fettreduktion bzw. Fettnormalisierung ist daher im Moment die Langzeitstrategie der Wahl. Das haben ganz neue Forschungsergebnisse aus Amerika gerade wieder bestätigt. Das Risiko, nach einer erfolgreichen Gewichtsabnahme wieder zuzunehmen, war bei denjenigen Studienteilnehmern am größten, die wieder mehr Fett gegessen haben. Nicht aber, wenn mehr Kohlenhydrate gegessen wurden!

Wie wichtig ist die gewählte Portionsgröße?

Mindestens ebenso wichtig wie Fettgehalt und Glyx ist das Problem deutlich zunehmender Portionsgrößen. Hohe Portionsgrößen (Fruchtjoghurt in Kilobechern, Eis in Packungen à 2,5 l, Fruchtgummi in Megatüten à 400 oder 500 g, Chips in Papptonnen, die 1000 g Familienpizza ...) beeinflussen die Regulation der Nahrungsmenge stark. Je größer die angebrochene Packung, umso mehr wird gegessen. Dies betrifft sowohl den Fett- und Energiegehalt als auch die glykämische Ladung. Im Buch *Die 100 besten Snacks* (siehe Lesetipps) ist daher ein ganzes Kapitel diesem Thema gewidmet (Achtung Portionsgröße!) und bei der Beschreibung der einzelnen Snacks wird immer wieder auf die Portionsgröße eingegangen.

Wo kann ich den Glyx nachschlagen?

Die glykämische Ladung lässt sich heute schon in manchen Nährwerttabellen nachschlagen, so im Buch von Jennie Brand-Miller aus Australien (siehe Lesetipps). Es sei an dieser Stelle noch einmal darauf hingewiesen, dass unter Alltagsbedingungen, d.h. bei Kombination verschiedener Nahrungskomponenten, die glykämische Reaktion stark von den unter Laborbedingungen bestimmten Tabellenwerten abweichen kann. Es gibt auch erhebliche Schwankungen von Mensch zu Mensch und Rasse zu Rasse in der Reaktion auf eine Kohlenhydratbelastung. Aktuelle Daten zum GI von deutschen Lebensmitteln und daraus abgeleitete Werte für den Glyx pro Portion gibt es überhaupt nicht.

Häufige Fragen zur Guten-Laune-Diät (FAQ)

Thema Fastfood und Einkaufen

Passt Fastfood langfristig zur Gute-Laune-Diät?

Trend ist, dass auch die Menschen in Deutschland immer öfter Fastfood verspeisen. Richtig ist, dass Fastfood oft sehr fettreich und eher nicht figurfreundlich ist. Falsch ist jedoch, dass man darauf daher komplett verzichten muss. Das würde auch der Grundidee der *Guten-Laune-Diät* widersprechen. Wer selten Fastfood verspeist, kann wählen, was er möchte. Wer hingegen mehrmals in der Woche oder gar täglich schnelles Essen bevorzugt, der muss klug auswählen, um nicht die gesamte Energie für den Tag allein durch ein einziges Fastfood-Menü zu verspeisen.

Ich esse gerne und oft Fastfood, was soll ich wählen?

Nur Menüs in der normalen Größe wählen (nicht mega, large, XXL, big etc.), Burger mit roter Sauce statt Majo-Sauce bevorzugen, bei Pommes nur eine kleine Portion wählen, Pizza mit Schinken oder Gemüse bevorzugen ... Viel mehr Tipps stehen in einem eigenen Fastfood-Führer: *Fettfalle Fastfood – finden Sie die fettarmen Alternativen.* Das Buch zeigt die figurfreundlichen Alternativen in allen bekannten Fastfood-Restaurants, damit Fastfood nicht zum Fettfood wird. Schauen sie am besten unter *Lesetipps*, dort finden Sie alle Details zu *Fettfalle Fastfood.*

Wo gibt es weitere Tipps zum richtigen Einkauf im Supermarkt?

Das Buch *Fettfalle Supermarkt – finden Sie die fettarmen Alternativen* ist ein kompletter Einkaufsführer für den Supermarkt. Regal für Regal werden die schlanken Alternativen mit vielen Bildbeispielen vorgestellt. Mehr über *Fettfalle Supermarkt* steht in *Lesetipps.*

Thema Übergewicht

Wann ist man eigentlich zu dick?

Die simple Feststellung „wenn man mehr wiegt als das Normalgewicht“ greift im Einzelfall nicht. Ein Bodybuilder wiegt weit mehr als das Normalgewicht, niemand jedoch würde ihn als übergewichtig bezeichnen. Übergewicht meint schon, „mehr als das Normalgewicht“ auf die Waage zu bringen, dies aber maßgeblich in Form von Körperfett, nicht aber als Muskulatur.

Was ist überhaupt das „Normalgewicht“ eines Menschen? Der Begriff Normalgewicht wurde jahrzehntelang nach der Formel von Broca berechnet: Körpergröße in cm minus 100 = Normalgewicht in kg. Diese Formel ist zwar einfach und griffig, aber wenig genau und im Einzelfall unfair. Jeder 170 cm große Mensch müsste hiernach 70 kg als Normalgewicht wiegen. Die Broca-Formel berücksichtigt die normale Spannbreite der biologischen Konstitutionstypen nicht. Große wissenschaftliche Studien haben auch gezeigt, dass der Zusammenhang des echten Körperfettanteils eines Menschen mit den Gewichtsklassen nach Broca nur schwach ist.

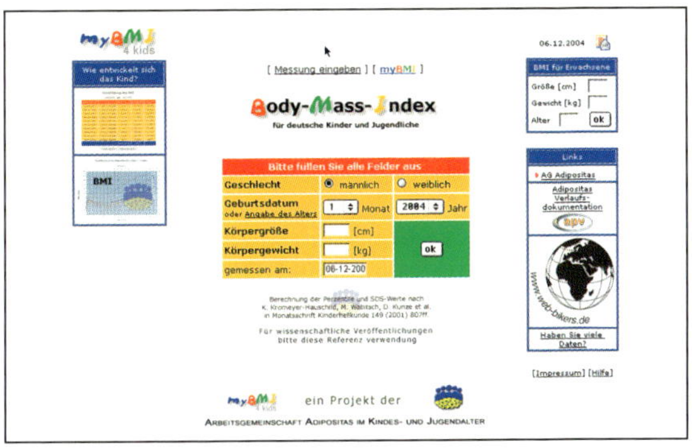

Unter www.mybmi.de können Sie den BMI von Erwachsenen und Kindern berechnen und bewerten lassen

Klassifikation	*BMI = kg/m²*	*Beispiel: Frau/ Mann Größe 1,70 m*
Untergewicht	*< 18,5*	*< 53,5 kg*
Normalgewicht	*18,5 – 25*	*53,5 – 72,0 kg*
Übergewicht	*25 – 30*	*72,1 – 86,4 kg*
Adipositas Grad I	*30 – 35*	*86,5 – 100,9 kg*
Adipositas Grad II	*35 – 40*	*101,0 – 115,3 kg*
Adipositas Grad III	*> 40*	*> 115,4 kg*

Es gibt aber einen fairen und besseren Gewichtsindex, der heute zur Einteilung von Untergewicht, Normalgewicht und Übergewicht verwendet wird: Der Body Mass Index (BMI). Zur Berechnung des BMI wird das Gewicht in kg zweimal durch die Körpergröße (in Meter) geteilt: z. B. 70 kg : 1,7 m : 1,7 m = 24,2 kg/m².

Die Einteilung nach BMI hat relativ weite Bereiche für Untergewicht, Normalgewicht und die unterschiedlichen Formen von Übergewicht. Ein BMI von 18,5 bis 25 ist normal, von 25 bis 30 spricht man von Übergewicht und jenseits von 30 von Adipositas (= krankhaftes Übergewicht) in seinen unterschiedlichen Schweregraden (Tabelle).

Im Internet kann man auf der Seite www.mybmi.de übrigens seinen eigenen BMI ausrechnen lassen. Diese Seite der Arbeitsgemeinschaft Adipositas im Kindesalter erlaubt auch, den BMI für Kinder zu berechnen und einzuordnen.

Häufige Fragen zur Guten-Laune-Diät (FAQ)

Wer muss abnehmen, wer nicht?

Menschen mit einem BMI bis 25 müssen – zumindest aus medizinischer Sicht – nicht abnehmen. Sie haben Normalgewicht und sollten vor allem darauf achten, ihr Gewicht halten und nicht zuzunehmen (es gelten die Tipps zum Gewichthalten im Buch *Die Gute-Laune-Diät*). Liegt der BMI zwischen 25 und 30 (Übergewicht), so steht auch hier zunächst das Halten des Gewichts im Vordergrund. Wenn bereits Begleiterkrankungen des Übergewichts vorliegen, die durch eine Gewichtsabnahme gebessert werden können, sollten Menschen in dieser Gewichtskategorie abnehmen. Aber auch dann, wenn sie sich durch das Übergewicht nicht wohl fühlen (sog. psychosozialer Leidensdruck). Liegt der BMI allerdings über 30, dann ist das Risiko für viele Begleiterkrankungen (z.B. Diabetes Typ 2, Gelenkbeschwerden) so hoch, dass eine Gewichtsabnahme generell empfohlen wird.

Welchen Einfluss hat die Vererbung auf das Gewicht?

Am Ende des 2. Weltkriegs gab es in Deutschland praktisch keine übergewichtigen Menschen. Die Gene und damit die Veranlagung zu Übergewicht haben sich in den letzten 55 Jahren nicht geändert. Dennoch sind die Menschen heute dicker denn je! Das Problem Übergewicht muss also etwas mit unseren heutigen Lebensbedingungen zu tun haben. Ganz klar: Fettreiches Essen im Überfluss und viel weniger körperliche Aktivität sind die Ursachen. Wer etwas ändern will, packt das Problem am besten von beiden Seiten gleichzeitig an. Eines aber geben die Gene doch mit auf den Weg: den Spielraum jedes Menschen, sein Gewicht zu beeinflussen. Stark Übergewichtige („Adipöse“) haben weniger Spielraum als manch Normalgewichtiger. Für einen Menschen mit 140 kg kann es ein großer Erfolg sein, 10 oder 20 kg abzunehmen, selbst wenn er dann noch um einiges von ihrem Normalgewicht entfernt ist.

Was sind die größten Diät-Fehler von übergewichtigen Menschen?

- Sie beginnen von vornherein keine langfristig ausgerichteten Abnahme-Versuche
- Sie wollen viel zu viel in ganz kurzer Zeit
- Sie verlassen sich auf Konzepte, deren Erfolg nie unter deutschen Lebensbedingungen in wissenschaftlichen Studien überprüft wurde (z.B. Atkins, Low-Carb, Glyx o.ä. Diäten)
- Sie meinen, ganz ohne Bewegung und Sport langfristig großen Erfolg haben zu können (das schaffen nur ganz wenige)
- Sie kasteien sich mit harten Diäten, die niemals längere Zeit durchhaltbar sind

Dürfen auch übergewichtige Kinder die Gute-Laune-Diät machen?

Die *Gute-Laune-Diät* ist zwar weder mit Kindern noch Jugendlichen überprüft worden, aber die Pläne in diesem Buch sowie die Pläne und alle Tipps und Tricks zum Gewichthalten im Buch *Die Gute-Laune-Diät* sind für ältere Kinder (ab etwa 13 Jahren) und Jugendliche im Prinzip geeignet. In vielen Fällen ist jedoch eine Diät nach Plan bei Kindern und Jugendlichen zu starr. Auch nicht alle müssen abnehmen, oft reicht es schon, wenn Kinder und Jugendliche nicht zunehmen und so langfristig aus ihrem Übergewicht „herauswachsen". Dagegen sind die Tipps und Tricks zum Gewichthalten aus dem Buch *Die Gute-Laune-Diät* hervorragend auf die ganze Familie zu übertragen.

Ich kenne ein übergewichtiges Kind von 8–12 Jahren. Soll ich die Gute-Laune-Diät empfehlen?

Nein, denn für Kinder dieser Altersgruppe gibt es bedürfnisgerechtere Ansätze als das „Erwachsenenkonzept" *Gute-Laune-Diät.* Sind Kinder übergewichtig, so liegt dies oft an fehlender Bewegung, aber auch an zu viel Fett im Essen. Genau an dieser Stelle setzt ein Trainingsprogramm speziell für übergewichtige Kids von 8 bis 12 Jahren an: Das PowerKids-Programm. Hier läuft alles ohne Diätpläne und starre Vorschriften. Kinder und Eltern spielen das Programm 12 Wochen lang zu Hause. Mehr Information zum Programm gibt es unter www.powerkids.de und unter *Lesetipps.*

Was kann ich machen, um mehr abzunehmen?

Die einfachste Möglichkeit ist die Kombination der 4 Rezeptwochen aus diesem Buch mit den 4 Rezeptwochen und den 4 Wochen Tipps und Tricks zum Gewichthalten aus dem Buch *Die Gute-Laune-Diät.* In einem solchen 12 Wochen Programm wären im Durchschnitt etwa 8–9 kg Gewichtsabnahme zu erwarten.

Wer stark übergewichtig („adipös") ist und aus medizinischen Gründen viel abnehmen muss, kann zusätzlich auch von Medikamenten zur Gewichtsabnahme oder standardisierten Trinkdiäten (sog. Formula-Diäten) profitieren, die im Rahmen professioneller Therapieprogramme in Arztpraxen oder spezialisierten Therapiezentren (mit medizinischer, diätetischer, psychologischer und bewegungstherapeutischer Behandlung) eingesetzt werden. Solche Programme dauern mindestens 6, besser 12 Monate oder mehr.

Nährstoffberechnung

In der folgenden Tabelle sind die wichtigsten Nährstoffe in den 28 Tagesplänen mit Hilfe eines Computerprogramms berechnet. Es gibt jedoch bei natürlichen Lebensmitteln oft Abweichungen von den Standardwerten, mit denen der Computer rechnet. Die errechneten Nährstoffdaten (dritte Spalte) sind mit den Empfehlungen der Deutschen Gesellschaft für Ernährung für eine Diät mit 1.200 kcal pro Tag (zweite Spalte) verglichen worden. Daraus wurde die theoretische prozentuale Nährstoffdeckung berechnet (vierte Spalte). Die errechnete Nährstoffdeckung ist für eine Diät mit etwa 1.200 kcal am Tag sehr gut. Die hohe Calciumvorgabe kann durch Verwendung eines calciumreichen Mineralwassers erreicht werden.

*Vitamin A:	Durch den im Vergleich zur Durchschnittskost niedrigen Fettgehalt wird der Referenzwert für Vitamin A nicht erreicht. Dafür ist der Gehalt an natürlichem Provitamin A (ß-Carotin) deutlich höher. Dieses kann vom Körper bei Bedarf in Vitamin A umgewandelt werden.
**Vitamin D:	Aufnahme nach BLS II.3 zur Bewertung der Nährstoffaufnahme nicht geeignet (Sonnenbestrahlung und andere Faktoren fehlen).
***Calcium:	Vorgabe ist durch die zusätzliche Aufnahme von täglich ca. 1 Liter calciumreichen (ca. 200 mg/l) Mineralwassers gedeckt.
—	Keine genauen Referenzwerte vorgegeben.

Grundlage: Bundeslebensmittelschlüssel (BLS) II.3, DGE-PC professionell 3.0			
Nährstoff	*DGE-Empfehlung pro Tag*	*Gute-Laune-Diät Neue Rezepte pro Tag*	*Durchschnittl. erreichte DGE-Referenzzwerte in %*
Energie	*1200 kcal*	*1224 kcal*	*102*
Fett	*31,9 g*	*31,4 g*	*98*
Kohlenhydrate	*170 g*	*172,5 g*	*101*
Eiweiß	*55,9 g*	*56,9 g*	*102*
Monosaccharide	*—*	*31 g*	*—*
Disaccharide	*—*	*45,7 g*	*—*
Saccharose	*—*	*36,3 g*	*—*
*Vitamin A**	*800 µg*	*212,5 µg*	*27*
*ß-Carotin**	*4 mg*	*5,36 mg*	*134*
Vitamin B1	*1 mg*	*1,14 mg*	*114*
Vitamin B2	*1,2 mg*	*1,34 mg*	*112*
Vitamin B6	*1,2 mg*	*1,6 mg*	*133*
Vitamin B12	*3 µg*	*3,3 µg*	*110*
Vitamin C	*100 mg*	*187,1 mg*	*187*
*Vitamin D***	*5 µg*	*1,5 µg*	*30*
Vitamin E	*12 mg*	*9,9 mg*	*83*
Natrium	*2 g*	*2,4 g*	*120*
Kalium	*3 g*	*3,1 g*	*103*
*Calcium****	*1 g*	*0,8 g*	*80*
Magnesium	*300 mg*	*387,5 mg*	*129*
Eisen	*15 mg*	*11,7 mg*	*78*
Folsäure	*400 µg*	*280 µg*	*70*
Zink	*7 mg*	*8,6 mg*	*123*
Cholesterin	*300 mg*	*178,9 mg*	*60*
Ballaststoffe	*30 g*	*26,3 g*	*88*

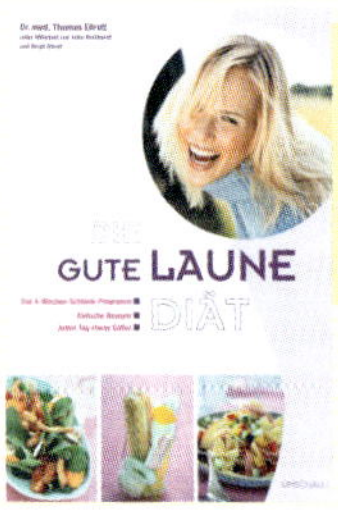

Die Gute Laune Diät – Von Dr. med. Thomas Ellrott. Neuer Umschau Buchverlag 2004

Der Bestseller mit dem kompletten 8 Wochen-Programm, das gut 10 Pfund langfristig auf der Waage bringt. Mit allen Details zum Gewichthalten (Phase 2) und zur Studie an der Universität Göttingen. Mit alternativen Plänen für weitere 4 Wochen Gute-Laune-Diät.

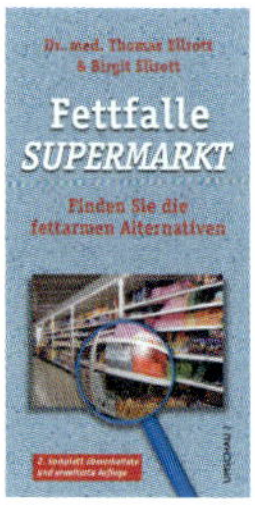

Fettfalle Supermarkt – Finden Sie die fettarmen Alternativen. Von Dr. med. Thomas Ellrott und Birgit Ellrott. 2. Auflage. Neuer Umschau Buchverlag 2003

Ihr bebilderter Einkaufsführer für den Supermarkt. Regal für Regal werden die Fettfallen entlarvt und Sie bekommen die besten Tipps für den klugen Einkauf.

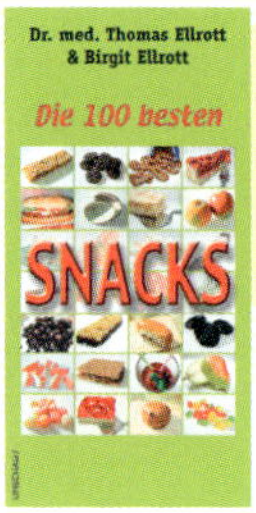

Die 100 besten Snacks. Von Dr. med. Thomas Ellrott und Birgit Ellrott. Neuer Umschau Buchverlag 2004

Heute schon gut gesnackt? Lernen Sie die 100 besten Snacks mit Vor- und Nachteilen kennen. Mit Informationen zur glykämischen Ladung (Glyx). Die 100 besten Snacks wurde von der renommierten Gourmet-Zeitschrift „Essen & Trinken“ mit hervorragend bewertet.

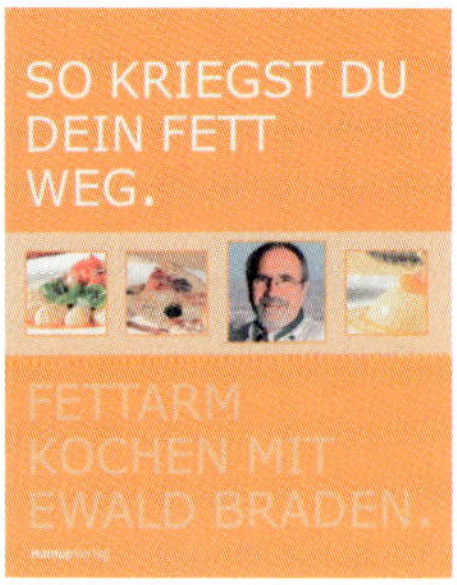

So kriegst Du Dein Fett weg. Fettarm kochen mit Ewald Braden. Hampp Verlag 2003

Der Gourmet-Koch Ewald Braden aus Baden-Württemberg hat viele Rezepte überprüft und Fett nur da gespart, wo es für den Geschmack nicht notwendig war. Das Resultat: Man merkt bei seinen Rezepten nicht einmal, dass sie weniger Fett enthalten.

Das PowerKids-Programm von der Stiftung Kindergesundheit in München. Entwickelt von der Universität Göttingen in Zusammenarbeit mit der Universität München und London.

Ein spielerisches Programm für übergewichtige Kinder von 8–12 Jahren zur Selbstdurchführung zuhause. Bei über 35.000 Familien bereits erfolgreich im Einsatz. Neuauflage 2005 mit DVD. Bezug über den AOK-Verlag bzw. die Internetseite www.powerkids.de .

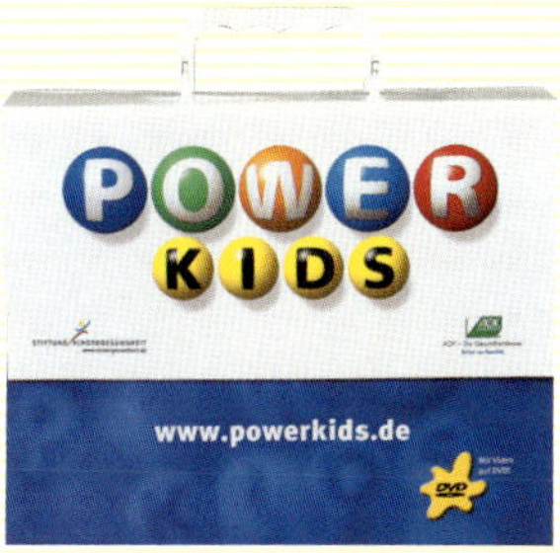

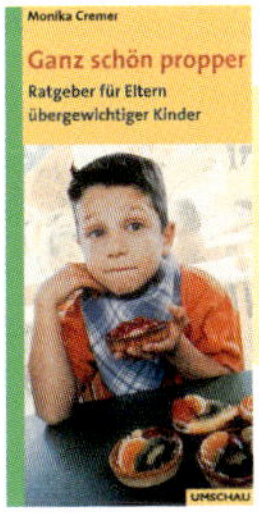

Ganz schön propper. Ratgeber für Eltern übergewichtiger Kinder. Von Monika Cremer. Neuer Umschau Buchverlag 2002

Viele Hintergrundinfos für Eltern übergewichtiger Kinder über das, was man selbst tun kann, bis hin zu professionellen Therapieangeboten.

Endlich frei von Diäten! Wie Sie dem Teufelskreis der Schlankheitskuren entkommen. Von Prof. Dr. Volker Pudel. Knaur 2003

Das spannend geschriebene Programm zum langfristigen Wohlfühlgewicht ohne Frust von Deutschlands bekanntesten Ernährungspsychologen Volker Pudel. Passt ideal zum Gewichthalten mit der Gute-Laune-Diät.

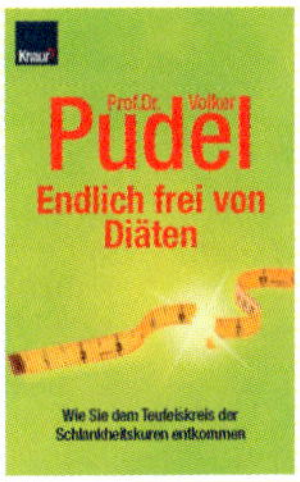

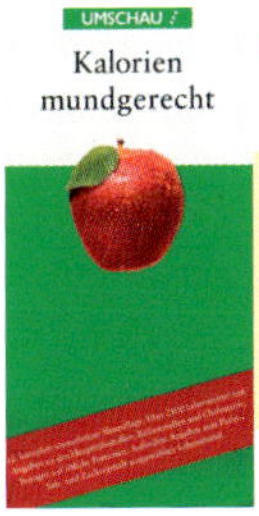

Kalorien mundgerecht. 12. Auflage, Neuer Umschau Buchverlag 2003

Fett- und Nährwertgehalte für viele Tausend Lebensmittel mit Handelsnamen! Das Standardwerk zum Nachschlagen.

Lesetipps

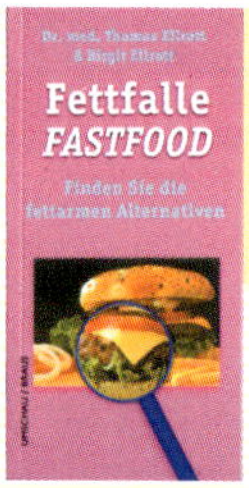

Fettfalle Fastfood – Finden Sie die fettarmen Alternativen. Von Dr. med. Thomas Ellrott und Birgit Ellrott. Umschau Buchverlag 2001

Damit schnelles Essen nicht zur Gefahr für die Figur wird. Fettfalle Fastfood zeigt bei den beliebtesten Fastfood-Ketten, was Sie am besten bestellen sollten.

The New Glucose Revolution. Von Jennie Brand-Miller. Marlowe & Company, New York 2003

Die „Bibel" für Anhänger der Theorie des Glykämischen Index (GI). Mit Tabellen der wichtigsten 800 Lebensmittel. Die Daten aus Amerika und Australien sind aber nicht ohne weiteres auf deutsche Lebensmittel zu übertragen. Nur ein grober Anhalt für deutsche Lebensmittel.

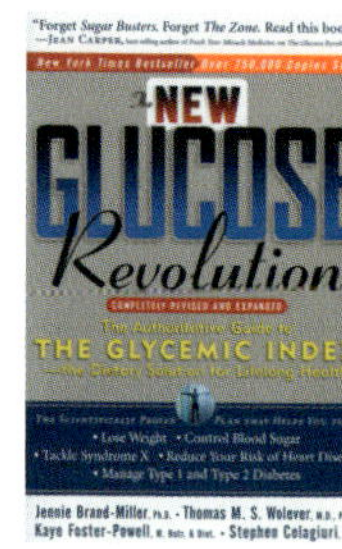

Wissenschaftliche Beiträge zur Guten-Laune-Diät

Borchardt, A./Ellrott, T./Wolf, K./Pudel, V.: Genussbetonte „Diät", Befindlichkeit und Gewichtsreduktion. Erschienen in: Aktuelle Ernährungsmedizin 2002, 27, 325-326

Borchardt, A./Ellrott, T./Wolf, K./Pudel, V.: Änderung psychologischer Determinanten des Essverhaltens während genussbetonter Diät. Erschienen in: Proceedings of the German Nutrition Society 2003, 5, 61

Ellrott, T./Borchardt, A./Wolf, K./Pudel, V.: Gewichtsstabilisierung nach 8-wöchiger genussbetonter Diät zur Selbstdurchführung – Charakterisierung der erfolgreichen Teilnehmer. Erschienen in: Aktuelle Ernährungsmedizin 2003, 28, 317-318

Borchardt, A./Ellrott, T./Wolf, K./Pudel, V.: Eine genussbetonte Diät führt innerhalb 8 Wochen zur Verbesserung der Lebensqualität. Erschienen in: Proceedings of the German Nutrition Society 2004, 6, 61

Impressum

Bildmaterial
CMA Centrale Marketing-Gesellschaft der deutschen Agrarwirtschaft mbH, Bonn
Birgit Ellrott
posi.tiff Dienstleistungen GmbH

Gestaltung, Satz, Reproduktion
posi.tiff Dienstleistungen GmbH, Frankfurt am Main

Druck und Verarbeitung
Mediaprint, Paderborn

Printed in Germany
ISBN 3-86528-112-5

Besuchen Sie uns im Internet
www.umschau-buchverlag.de